U0033357

立志書

本人 ＿＿＿＿＿ 於 ＿＿ 年 ＿＿ 月 ＿＿ 日

立志要變美！變瘦！變漂亮！讓自己更健康！

從今天開始，飲食控管三十天，依照本書教學

「無敵減重飲食法」實際操作，控管自己的飲食

習慣，並且如實詳細記錄於本書中。

立書人 ＿＿＿＿＿＿＿＿＿＿＿＿

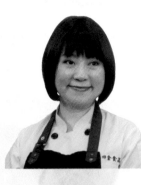

▍ 作者序 ▍

開始減重，一定要與自己立約：
相信自己、告訴自己，我一定可以做得到！

從事烘焙工作 24 年，我把興趣和工作結合在一起，成為快樂工作人。

每天都忙到晚上 10 點才下班，下班後才開始吃晚餐，吃飽之後就睡覺，日積月累之下，我的體型就變得越來越圓。再加上一直有氣喘的毛病，冬天要服用類固醇以及氣管擴張劑，類固醇過敏的情形下，慢慢地，我的臉就變成了月亮臉。

2020 年的 3 月 8 日，廚娘香 Q 秀的製作人傳來節目的照片，我才驚覺自己變成了一顆肉圓。骨子裡天秤座的唯美性格忽然之間被喚醒，我當天就決定立馬開始減肥！這天，我 59.8 公斤、腰圍 83 公分、體脂 18％。

開始減重，一定要與自己立約，相信自己，告訴自己：我一定可以做得到，我一定可以瘦下來！每天把自己的胖胖照拿出來看，時時刻刻提醒自己：我要變美變瘦變漂亮。

減重的方式非常多，瘦不下來，絕對不是你的意志力不夠，而是你沒有用「正確的方法」。我立刻開始拜谷哥大神，搜尋所有的減重方法，加以分類，詳細的研究，做出理想的減重計劃。

減重第一步：就是買一台可以測量體脂及身體各項指數的體重計；每天早上起床上完廁所，一定要秤體重，看看自己的數字變化。

減重第二步：仔細審查自己平時的飲食習慣；其實，光是少吃，真的不會瘦。而且還會減掉你的肌肉、蛋白質和胸部，想要成功地變美變瘦，重點在於：吃對的食物、和用對的方法。

我先計算出身體的各項數字，了解自己的身體狀況，在國民健康署的網站上，可以找到很多相關資訊及計算公式。我以 168 斷食法為基礎，每天喝足夠的水、搭配熱量控制、高蛋白質飲食、低碳水飲食；五天裡選兩天做輕斷食、吃的食物盡量以低 GI 為主；戒掉消夜、甜食及飲料。

　　一星期有七天，六天乖乖的執行飲食控制，第七天是放假日。放假日當天一樣以 168 斷食和熱量控制為基礎，以不過量為原則，想吃什麼都可以開心的吃。

　　這本書，對管不住嘴，又邁不開腿去運動的人，有非常大的幫助。我把市面上所有的減重方式都仔細研究過後發現，飲食控制才是減重的關鍵。我每一餐都吃飽飽的，然後快樂的減重。用對的方法執行，第一個月，我就輕鬆甩掉 6 公斤，兩個半月，我就輕鬆甩掉 12 公斤，效果真的非常好！現在是 2022 年 1 月 30 日，我今天的體重是 46 公斤、腰圍 68 公分、體脂 10.8%。

　　2020 年 10 月，出版社副總送書來，看到我瘦的健康又漂亮都驚呆了，馬上力邀我把減重的心得和方法，寫成書與讀者們分享。

　　感謝本書製作過程中，本公司所有參與的工作同仁，以及出版社薛總、林副總、攝影師與編輯團隊。大家辛苦了，謝謝大家！

　　各位讀者們，只要照著本書操作，你一定可以輕鬆甩肉甩脂肪，瘦的健康、瘦的漂亮！

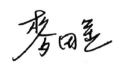

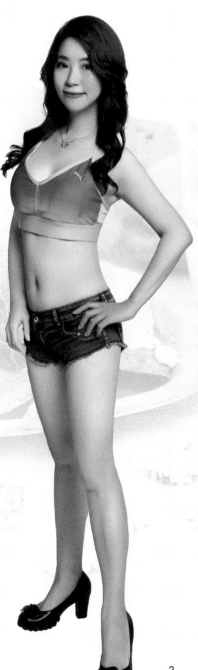

台北、新北

探索 172 教室	02-8786-1828	台北市信義區虎林街 164 巷 60 弄 8 號 1 樓
110 食驗室	02-8866-5031	台北市士林區忠誠路一段 110 號
易烘焙 diy EZ baking	0984-345-347	台北市大安區信義路四段 265 巷 5 弄 3 號
好學文創	02-8261-5909	新北市土城區金城路二段 378 號 2 樓
快樂媽媽烘焙教室	02-2287-6020	新北市三重區永福街 242 號

桃園、新竹、苗栗

富春手作料理私廚	03-491-0286	桃園市中壢區明德路 260 號 4 樓
36 號烘焙廚藝教室	03-553-5719	新竹縣竹北市文明街 36 號
愛莉絲烘焙廚藝學園	03-755-1900 0912-305-822	苗栗縣竹南鎮三泰街 231 號

台中、彰化

| 台中 - 永誠行 - 民生店 | 04-2224-9876 | 台中市西區民生路 147 號 |
| 金典食品原料行 | 04-882-2500 | 彰化縣溪湖鎮行政街 316 號 |

嘉義、台南

食藝谷廚藝教室	05-233-0066	嘉義市興達路 198 號
露比夫人 吃 . 做 . 買	05-231-3168	嘉義市西區遠東街 50 號
墨菲烘焙教室	06-249-3838	台南市仁德區仁義一街 80 號
朵雲烘焙教室	0986-930-296	台南市東區德昌路 125 號
大台南市社區工會	06-281-5577	台南市北區北成路 73 號

高雄、屏東

我愛三寶親子烘焙教室	0926-222-267	高雄市前鎮區正勤路 55 號
Qmaker 翻糖工作室	07-285-2070	高雄市新興區八德二路 70 號
愛奶客烘焙教室	08-737-2322	屏東市華正路 158 號

東部

| 宜蘭縣果子製作推廣協會 | 0926-260-022 | 宜蘭縣員山鄉枕山路 142-1 號 |
| 社團法人
宜蘭縣餐飲推廣協會 | 03-960-5563
0920-355-222 | 宜蘭縣五結鄉國民南路 5-15 號 |

| 目錄 |

PART ONE

理論

減重的方式非常多

瘦不下來

絕對不是你的意志力不夠

而是你沒有用對「正確的方法」

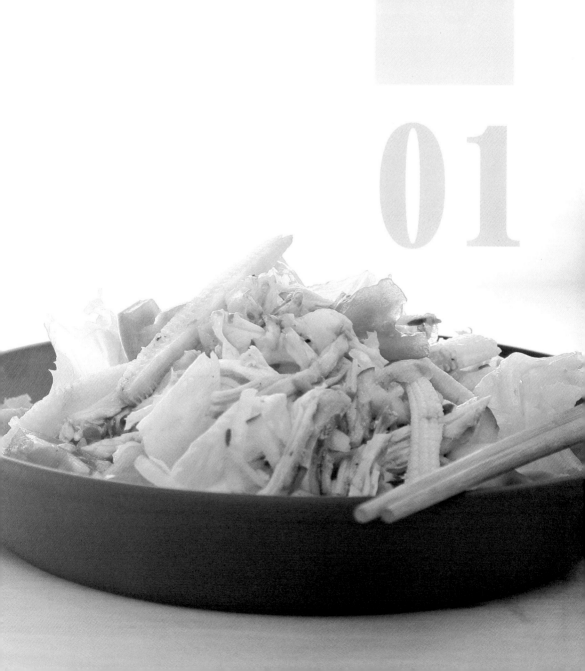

01

01 人體有 70％是由水分所構成，血液中有 92％是水分，水溶性營養素會隨著血液進入循環系統，將養分輸送給身體裡的細胞，幫細胞提供能量；身體各個器官與系統都仰賴水分的補給才能順利運作。

02 人體若是缺水 10％，就會覺得身體不適，若是缺水達 25％，人體運作就會有危險，所以多喝水對身體各器官的運作與功能都好處多多，大家一起來多喝水，充分了解多喝水能帶給身體什麼好處吧！

1	大腦	有益於大腦的記憶力、學習能力、情緒易控制。
2	血液	血液負責運輸、物質交換，缺水會影響循環，使人疲累。水分不足還會使血液變濃稠，血壓升高。
3	肌肉	多喝水能讓肌肉維持電解質平衡，比較不容易疲勞。
4	眼睛	水分有運送營養至眼球以及維持眼壓的功能。
5	口腔	口渴會造成口臭，多喝水，刺激唾液分泌，能減少口腔內的病菌，減少口臭。
6	心臟	缺水心跳會跳得比平常快，使人心悸不舒服。
7	肝臟	水分能幫功肝臟分解肝醣、儲存能量，使血糖穩定。
8	脾臟	多喝水，能幫助脾臟使身體代謝能力上升。
9	肺	呼吸道濕潤，能減少呼吸道過敏、緩和氣喘症狀。
10	腎臟	多喝水能幫助腎臟代謝毒素、避免結石、減少泌尿道感染。
11	腸胃	多喝水可以幫助腸胃蠕動，緩解便祕。
12	陰道	女性私密處，陰道屬於黏膜組織，需水分滋潤，多喝水可以降低感染風險、減少異味產生。
13	皮膚	皮膚若是缺水，角質層會受損，皮膚顏色就會黯淡、易產生乾燥、敏感、脫皮、粗糙等狀況，多喝水，能讓皮膚透明有彈性。
14	淋巴	多喝水能幫助淋巴結增加過濾和排除毒素的能力。

03

既然水有這麼多的好處，那一天要喝多少水呢？

標準的計算法
體重公斤 ×30 ＝一天要喝的水

麥麥的體重是 46 公斤
＝ 46 公斤 × 30 ＝ 麥麥一天要喝 1380cc 的水

04

水就是純水，咖啡、茶、飲料、果汁、湯，都不算。

人體每半小時，因身體運作的關係，會消耗 200cc 左右的水分，所以，一次喝一大杯的水，對補充水分來說，是沒有用的。

那到底要怎麼喝水才是對身體有幫助的呢？

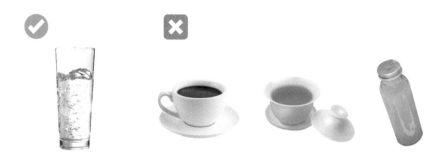

05

喝水最理想的方式，是每一小時喝 200cc 的水，早上起床先喝第一杯，一直至晚上睡前，要喝足身體需要的水分。

有德國科學家提出「每天喝 8 杯水」的減重法，只要同一天的固定 8 個時段，喝下 250cc 的白開水，就能達到減重效果，有不少名人和營養師也都推崇這個方法哦！

第一杯水 早上剛起床	由於睡醒時身體是缺水的狀態,喝水不僅能補充一整晚消耗的水分,還可以開啟腸胃蠕動,幫助清理體內囤積廢物,也可以幫助排出宿便。
第二杯水 早上9點	這時間是腸胃排毒時間,喝水可以清理腸胃累積的毒素。
第三杯水 中午11點半	午餐前的這杯水可以增加飽足感,減少午餐的飯量,避免午餐吃太多,導致血糖太快升高,影響下午的專注力。
第四杯水 下午1點	飯後半小時~1小時內喝杯水可幫助消化。
第五杯水 下午3點半	下午茶時間改喝水,讓零食甜點的份量再減少,不僅能促進小腸排毒,也能逼自己戒甜飲。
第六杯水 下午5點半	晚餐前喝一杯水,可以緩解飢餓感,避免晚餐吃太多。
第七杯水 晚上7點	身體新陳代謝最頻繁的時間,喝水能有效促進循環。
第八杯水 晚上9點	人體在睡眠時無法自行補充水分,因此睡前2小時喝杯水,先補充睡覺時身體所流失的水分,幫助調節血液濃度,避免血液變得濃稠,患上心血管疾病。

引用資料來源:
日喝8杯水狂瘦5公斤!營養師推照表喝水排毒代謝最有效-Heho健康
https://heho.com.tw/archives/62427

01

　　人體就像一台上帝設計的精密儀器，由許多的細胞組成，經由食物提供能量。

　　我們可以經由機器檢測出來的數據，來了解身體的狀況。

身體體重的組成
＝骨質重量＋水分重量＋肌肉百分比蛋白質重量＋脂肪重量

日本、台灣，標準體重的簡易算法
男生 ＝ 身高 － 100 ± 5 公斤
女生 ＝ 身高 － 110 ± 3 公斤

例如：麥麥是女生，身高 155 公分
＝ 155 － 110 ± 3 公斤 ＝ 45±3 公斤（理想體重）

02

　　請算出自己的理想體重數字：

　　你是　男生□　女生□

　　你的身高 ＿＿＿＿ 公分 － ＿＿＿＿

　　＝理想體重 ＿＿＿＿ 公斤

01

　　BMI 是 Body Mass Index 的縮寫，字面上的意思是體重指數，也就是體重與身高的標準比率，常見的稱呼是「身體質量指數」，這是用來衡量體重是否過重或過輕的指數，也可視為測量一個人是否健康的指標。

女生的 BMI 標準理想範圍	男生的 BMI 標準理想範圍
介於 18.5 到 24	**介於** 18.5 到 24
另外，如果腰圍**大於** 80cm	另外，如果腰圍**大於** 90cm
就是定義上的肥胖	就是定義上的肥胖

定義上又有所謂的
輕度肥胖（BMI＋3）、**中度肥胖**（BMI＋6）、**重度肥胖**（BMI＋10）

BMI 計算公式
＝體重（公斤 kg）÷ 身高（公尺 m^2）

例如：麥麥的體重 46 公斤，身高 155 公分
＝ 46（公斤 kg）÷（1.55 公尺 × 1.55 公尺）＝ 19.16 ≒ **19.2**

02

　　請用 WHO 的公式，算出自己的 BMI 數字：

體重＿＿＿公斤 ÷（＿＿＿公尺 ×＿＿＿公尺）

＝我的 BMI 數字＿＿＿＿＿　理想□　肥胖□

01

　　隨著體脂率盛行，想要進行體脂肪計算，除了有很多「體脂計算機」的網站，可以幫大家快速運算，您也可以透過以下體脂肪公式自己練習計算：

體脂率

$= 1.2 \times$ BMI 值 $+ 0.23 \times$ 年齡 $- 5.4 - 10.8 \times$ 性別

（男性＝ 1，女性＝ 0）

例如：麥麥是女生、BMI 值 19.2、49 **歲**

$= 1.2 \times 19.2 + 0.23 \times 49 - 5.4 - 10.8 \times 0 = 28.91 ≒$ **29**

02

　　請算出自己的體脂率數字：

你是男生□女生□，BMI 值 ＿＿＿，＿＿＿歲
（男性＝ 1，女性＝ 0）

$= 1.2 \times$ **BMI 值** ＿＿＿ $+ 0.23 \times$ **年齡** ＿＿＿

$- 5.4 - 10.8 \times$ **性別** ＿＿＿

＝我的體脂率 ＿＿＿＿＿＿

03

　　用計算的方式，可以粗略了解自己的體脂率落點數字是多少，現在很多體重機都含有體脂率的偵測功能，會更為精準。但是，體重機、體脂機，都是以水分為測量依據，當體內水分多，相對測量出來的體脂比例就會比較低，僅供參考。

01

人的體內有 1/4 的重量是由脂肪所組成的，分別是在皮下組織或是內臟脂肪裡。皮下組織主要功能為：禦寒、提供熱量。內臟脂肪的功能是：保護內臟、維持器官運作的功能。

男人和女人的身體機能不同，擁有的體脂率標準也不同！而女生乳房組成比例多為脂肪，因此女性的體脂率通常比男性來得高！

02

根據 DEXA 的黃金標準及相關研究，制定以下標準：
（此標準適用於亞洲人及白人）

性別	男性		
年齡	18 ～ 39 歲	40 ～ 59 歲	60 ＋歲
少於正常標準	0%～ 10%	0%～ 11%	0%～ 13%
標準水平	11%～ 21%	12%～ 22%	14%～ 24%
多於正常標準	22%～ 26%	23%～ 27%	25%～ 29%
過於肥胖	27%～ 45%＋	28%～ 45%＋	30%～ 45%＋

性別	女性		
年齡	18 ～ 39 歲	40 ～ 59 歲	60 ＋歲
少於正常標準	0%～ 20%	0%～ 21%	0%～ 22%
標準水平	21%～ 34%	22%～ 35%	23%～ 29%
多於正常標準	35%～ 39%	36%～ 40%	30%～ 36%
過於肥胖	40%～ 45%＋	41%～ 45%＋	37%～ 45%＋

01 基礎代謝率是指人體在靜臥狀態下消耗的最低熱量。就算在睡眠中，心臟的跳動、血液的運行、各器官的運作等，人體都還是在消耗熱量中。以最低熱量，為計算其他活動熱量消耗的依據。

02 每人每天要攝取多少熱量？

計算熱量的方式有很多種，較為準確的是用「除脂體重」計算，可以用精確的體脂計來做測量，若是沒有體脂計，教大家一個最簡單的計算公式：

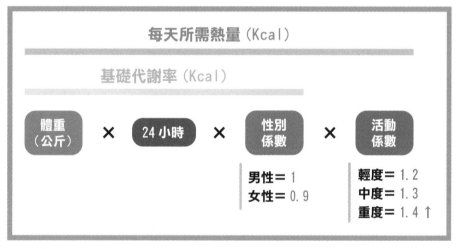

▲最簡易的估算方式（圖／翻攝自好食課官網）

例如：麥麥的體重 46 公斤、**是女生、活動量為輕度**

= 46 公斤 ×24 小時 × 女生 0.9× 輕度 1.2

= 1192(Kcal) **這就是**麥麥的基礎代謝率

(引用資料來源：行政院衛生署)

15

七、【熱量控制法】

1、熱量的概念

我們身體需要能量才能運作，靠飲食攝取能量。

我們從飲食中攝取到三大營養素（蛋白質、脂質、醣類），當食物進入人體後，身體會產生多重的化學反應，進而產生能量及熱量，提供我們的身體使用。

2、熱量的單位（Kcal）

在營養學上，熱量的單位是大卡（千卡，kcal）；蛋白質和醣類，每一公克可以提供 4 大卡的熱量，而脂肪每一公克可以提供 9 大卡的熱量；至於營養素裡的其他多種的維生素、礦物質、膳食纖維和水，則無法提供我們身體熱量。

3、熱量的儲存

我們攝取的食物在身體裡轉化成熱量後，先用來維持身體的運作：心臟跳動、血液流動及各器官運作和代謝，多出來的一部份的能量會轉化為肝醣，存放在肝臟和肌肉裡，可以使肌肉收縮和維持血糖平衡。其他多出來的部份，就會轉化為脂肪，存於皮下或內臟周圍組織。

總結

如果吃得太多、身體消耗不完，身上的脂肪就會越堆越多，就會變胖，增加身體的負擔，對健康就會產生危險。所以，維持健康的基本要件，就是熱量控制。

用熱量控制法來進行減重，假設您每日應攝取的熱量要比消耗熱量減少攝取 500 大卡，一個月下來，就可以減少攝取了 15,000 大卡的熱量，光是控制飲食的熱量，體重就大約可以減少 2 公斤。

依衛生福利部國民健康署
衛生福利部國民健康署 - 熱量來源 (hpa.gov.tw)

16

A、168 斷食法

168 斷食法是隔歇性斷食的限時進食法（TRF，Time-Restricted Feeding）中最常見的限時進食法（TRF），意思是一天的 24 小時內，8 小時進食，其他 16 小時只攝取無熱量的食物及水。最理想的執行時間，是中午 12 點到晚上 8 點之間進食。時間可以提前或是延後，重點是禁食 16 小時。

在斷食期間，胰臟有時間休息，當血液中沒有胰島素時，血液可以帶走細胞和細胞壁代謝出的廢物，身體就會開始產生酮和燃燒脂肪。

168 斷食法指的是進食時間控制在 8 小時內，但大家的進食方式，還要搭配高蛋白質、低熱量、低碳水，才能有效達到減重目的。

B、52 輕斷食法

「52 輕斷食法」是由英國一位精神科醫師 Michael Mosley 所提出，醫師自己親自實驗，3 個月內體重減少了 9 公斤，體脂也下降 8%，之後，這個方法也獲得多位醫師、營養師的支持。

當身體適應了每天 16 小時斷食的 168 飲食法後，可以搭配 52 輕斷食法。

「52 輕斷食法」的意思是，一星期有七天，挑選兩天不連續的日子來進行斷食，通常選擇星期一及星期四最為合適。斷食日當天，男生進食熱量為 600 大卡以內、女生以 500 大卡以內為限，其他 5 天則採用 168 斷食法飲食，不過飲食當然不能過量，以正常熱量為基準。

斷食日當天，只能攝取低醣、高蛋白質等健康、自然的食物及蔬菜，最好的進食方式是吃早午餐和晚餐共兩餐，可食用蛋白補充蛋白質，並且食用大量的蔬菜，蔬菜的熱量很低，可以吃飽飽，不會太飢餓。隔天千萬不可以因為太餓而爆食。

採用「52 輕斷食法」控制體重，可以減少復胖的機率。

原文網址：「52 輕斷食」可能比 168 斷食法更適合你
醫生實驗 3 個月瘦 9 公斤 |ETFashion|ETtoday 新聞雲
https://fashion.ettoday.net/news/1786766

C、最理想的進食方式：211 餐盤法

211 餐盤飲食法，最早是由美國哈佛大學提出，在台灣之所以風行 211 健康餐盤，是由前衛生署副署長「宋晏仁醫師」，參考「哈佛健康餐盤」，改良成適合台灣人的一種飲食規則。宋醫師親身體驗，從 92 公斤瘦到 73 公斤，60 幾歲的宋醫師，看起來像 40 幾歲一樣健康有活力。

韓國營養學博士「南基善先生」在「低 GL 與 211 飲食法」中也將 211 稱為「低 GI 強效版」。

「211 餐盤」飲食法——將每餐攝取的食物分為 2：1：1，分別是蔬菜、全穀類和蛋白質；此外，還要攝取好的油脂。這套飲食法從「哈佛健康餐盤」衍生而來，不僅適用於減重族，一般族群也適用。

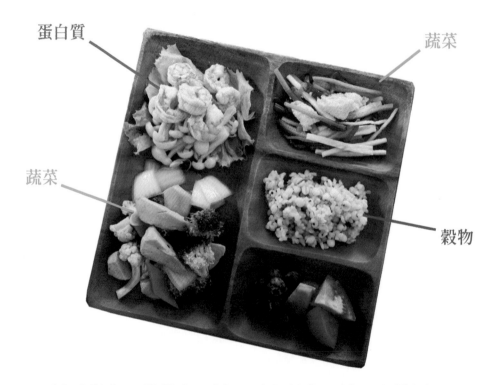

蛋白質　蔬菜　蔬菜　穀物

211 減重餐盒：蔬菜占 2 份、蛋白質占 1 份、全穀類占 1 份
水果只能吃牛蕃茄和低糖度的莓果類

推薦書籍：「終生瘦用 211 全平衡瘦身法」、「低 GL 與 211 飲食法」

九、正常人每日應攝取多少蛋白質？

01 　　大多數的植物性蛋白質屬於「不完全蛋白質」，人體吸收率比較低；而動物性蛋白質屬於「完全蛋白質」，人體吸收率比較高，不過動物性蛋白質攝取過量，易增加罹患心血管疾病的風險。所以均衡飲食，從多種食物來源獲取蛋白質，才是維持補充蛋白質，維持健康的好方法哦！

A蛋白質攝取量

細胞組成和修復，最重要的是蛋白質的攝取
根據衛福部國健署的建議，
每人每天必須攝取的蛋白質含量＝體重 ÷1
也就是**每人每日蛋白質攝取量：**
每公斤體重需攝取 1 公克**左右**

例如：麥麥的體重 46 公斤，需要攝取的蛋白質就是 46 公克

B肉類含量最高

蛋白質攝取以肉類**含量最高，豬、牛、雞、羊以上的四種肉類，**每一百公克蛋白質含量是 27，**若以攝取肉類為蛋白質來源，計算如下：**

例如：麥麥的體重 46 公斤，要攝取的蛋白質含量
＝ 46 公斤 ÷27×100（ 每一百公克 ）＝ 170
也就是說，麥麥每天吃 170 公克的肉類，
就足夠一天所需的蛋白質了。

C 以豆腐為來源

豆腐的每一百公克蛋白質含量是 8，
若是以攝取豆腐為蛋白質來源，計算方式如下：

例如：麥麥的體重 46 公斤，要攝取的蛋白質含量
＝ 46 公斤 ÷ 8 × 100（每一百公克）＝ 575
也就是說，麥麥只要吃 575 公克的豆腐或豆乾等豆製品，
就足夠一天所需的蛋白質了。

02

麥麥最愛的零食，是無調味的葵花籽，每一百公克，就有 21 公克的蛋白質，但是熱量不低，要酌量食用。

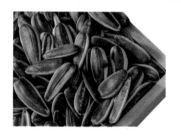

03

大豆食物含豐富的蛋白質，也是優良植物性蛋白質的來源，同時含有較多的纖維質及較少的油脂，可偶爾以大豆製品取代魚、肉的動物性蛋白質，對體重控制也有幫助。

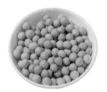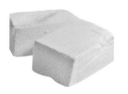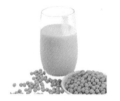

蛋白質只要攝取足夠，就可以維持身體基本機能；除了細胞修復良好外，對於女生來說瘦身期才不會瘦到胸部哦！

十、正常人每日應攝取多少脂肪（脂質）？

01

　　根據營養師的專業建議，一般人每日飲食中脂肪攝取量應該占總量的 20%～ 30%，脂質的攝取有一個「黃金比例」，也就是飽和脂肪酸、單元不飽和脂肪酸，以及多元不飽和脂肪酸每日攝取量的比例應該為 1：1：1。

02

　　攝取適量脂肪（脂質）的計算公式：如果要具體的計算適當的脂肪攝入量，要先了解 1 公克脂肪可以為人體提供 9 大卡的熱量，再換算一個公式就可得到。

每日應攝取脂肪（脂質）數
＝體重（公斤）× 每天所需大卡 ×20% ÷9（大卡）

每天活動量	體重過輕者 所需熱量	體重正常者 所需熱量	體重過重、肥胖者 所需熱量
輕度工作	35 大卡 × 目前體重（公斤）	30 大卡 × 目前體重（公斤）	20 ～ 25 大卡 × 目前體重（公斤）
中度工作	40 大卡 × 目前體重（公斤）	35 大卡 × 目前體重（公斤）	30 大卡 × 目前體重（公斤）
重度工作	45 大卡 × 目前體重（公斤）	40 大卡 × 目前體重（公斤）	35 大卡 × 目前體重（公斤）

例如：麥麥的體重 46 公斤，

我是輕度工作者，我每日應攝取脂肪（脂質）數

＝ 46（公斤）×30×20% ÷9（大卡）＝ 30.6 大卡

所以，麥麥每天攝取脂肪的量，不宜超過 30.6 公克

資料來源參考出處：
你知道每天該吃多少脂肪才健康嗎？專家教你自測計算公式 -Heho 健康
https://heho.com.tw/archives/36214

01 從前面的理論中得知：

每日的熱量總合＝

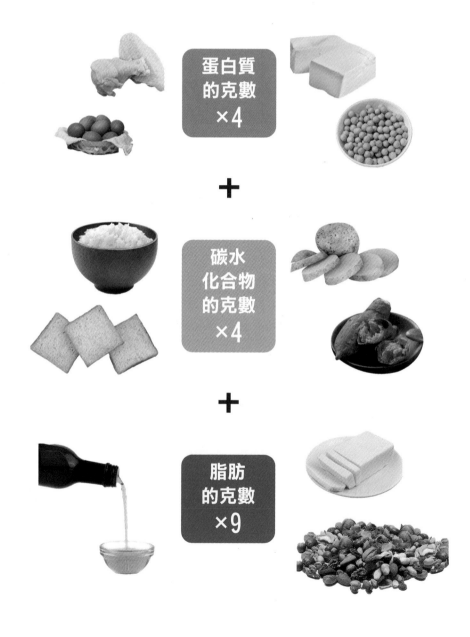

蛋白質
的克數
×4

＋

碳水
化合物
的克數
×4

＋

脂肪
的克數
×9

例如：麥麥的體重 46 公斤，

每日所需要的熱量為 ＝ 46 × 30（輕度工作者）＝ 1380 大卡

每日應吸收蛋白質 46 公克：蛋白質的熱量為 46×4 ＝ 184 大卡

每日應吸收脂肪 30.6 公克：脂肪的熱量為 30.6×9 ＝ 275.4 大卡

麥麥每天都控制攝取的總熱量在 900 ～ 1000 大卡之內，

每天大約減少攝取 480 大卡，

一個月減少攝取＝ 480 大卡 ×30 天＝ 14400 大卡

基本上就可以減掉 2 公斤！

02　　　營養學中並沒有規定一個人一天應該吃多少碳水化合物，但是有提出建議量，碳水化合物的熱量以不超過總熱量的 50％比較合適。

　　　國民健康署的建議，以一個 60 公斤的成人來說，每天攝取碳水化合物 300 公克就夠了，例如麥麥每天攝取的碳水化合物總量，控制在 50 ～ 100 公克之間，所以很快就能瘦下來。

例如：麥麥一天只攝取熱量 900 大卡，

碳水化合物熱量約為
＝ 900（總熱量）－ 184（蛋白質熱量）－ 275.4（脂肪熱量）
＝ 440（碳水化合物熱量）

440（碳水化合物熱量）÷4（每一公克碳水化合物熱量）
＝ 110（碳水化合物克數）

麥麥每天攝取碳水化合物的總量，不超過 110 公克，
所以，多吃低碳水的食物，吃很飽也可以變瘦哦！

低碳水 飲食法 + 低醣 飲食法 + 低 GI 飲食法 + 低 GL 飲食法

1、碳水化合物是造成現代人腹部肥胖的主要成因

想要消除掉凸出來的肚子，重點就在適量攝取消化吸收速度較慢的碳水化合物，也就是，食用低 GI 的食物。

2、GI 值（升糖指數）和 GL 值（血糖負荷）

GI 值指的是該食物所含碳水化合物被人體消化、吸收的速度，以及其提升的血糖值。GI 值越低，也就是人體消化吸收的速度越慢，有助於控制食慾和減重。但是，除了 GI 值，也要注意進食不可以過量。

GL 值是將 GI 值和一次吃的量合併計算，更適合用來調整飲食。

舉例來說：鳳梨是含糖量很高的食物，但它的水分和纖維也很多，吃幾塊就很有飽足感，所以鳳梨的 GI 值雖高，GL 值卻很低。

如果說 GI 是某食物會提升的血糖值，那 GL 就是考慮實際攝取量後計算出的數值，是用更實際的方式計算食物對血糖造成的影響。

GI 值

升糖指數

該食物所含碳水化合物被人體消化、吸收的速度，以及其提升的血糖值。

GL 值

血糖負荷

將 GI 值和一次吃的量合併計算，考慮實際攝取量後計算出的數值。

GL 值（血糖負荷），不僅考慮我們吃的食物 GI 值，
還考慮我們吃了多少量的碳水化合物，那這樣要怎麼算呢？

就是用碳水化合物食物的 GI 值
乘以吃了多少量的碳水化合物，再除以 100

例如：米飯的 GI 值是 85，吃了 300 公克（內含 75 公克碳水化合物）
　　　85 × 75 ÷ 100 = 63.75（GL 值）

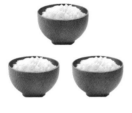

一碗 100 公克
GI 值是 85

我吃了 300 公克

= 75 公克碳水化合物

GL值　=　63.75

但是，米飯的 GI 值是 85，
假如：只吃了 100 克米飯（內含 25 公克碳水化合物）
　　　85 × 25 ÷ 100 = 21.25（GL 值）

一碗 100 公克
GI 值是 85

我吃了 100 公克

= 25 公克碳水化合物

GL值　=　21.25

　　都是米飯，GI 值都一樣，但吃多少對胰島素的影響差別很大，即便我們假設胰島素跟減肥有絕對相關性，主要還是要看食物的 GL 值而非 GI 值。低 GI 的東西吃得多，胰島素照樣高，只有碳水化合物的量都一樣的時候，對比 GI 值才有意義。

　　碳水不要吃太多，注意 GI 值太高的食物攝取量，就能有效控制 GL 值。這個結論告訴我們，只要飲食攝取的食物正確，吃飽飽，也不會胖。

01 　人體能量消耗來源主要是碳水化合物分解後的葡萄糖，葡萄糖不夠的狀況下，就會開始消耗脂肪，當身體分解脂肪的時候，同時也會製造出酮體；生酮飲食即是吃微量碳水化合物、額外吃入大量的脂肪，讓能量來源以脂肪為主，當作製造酮體的原料。

簡單說：
生酮飲食就是透過調整食物的內容與比例，
讓我們可以把身體裡面的脂肪當能量來源消耗掉的飲食方式。

02 　要穩定待在這種燃脂的酮症狀態，需要肝醣以及胰島素分泌夠低，所以常會有人建議吃 75％脂肪、20％蛋白質、5％醣類，照著這個比例吃一段時間，大多數的人都可以穩定進入酮症。

　執行生酮飲食一段時間後，身體會很適應用脂肪來當作能量來源，而體內存留的脂肪就會被燃燒，所以後期不需要吃到那麼多的脂肪，其實也可以穩定的待在酮症裡；肚子容易餓就吃豬五花，容易飽就吃豬里肌，把目標放在吃夠蛋白質上。

【生酮飲食主要營養素比例】

高脂肪
70 ～ 90%

+

中等量的
蛋白質
15 ～ 20%

+

極低的
碳水化合物
2 ～ 5%
小於 40 公克

A、生酮飲食的初期攝取

1	多吃**肉、海鮮**	不用刻意挑瘦肉吃、反而要挑肥肉。
2	多吃**蔬菜**	盡量挑選碳水化合物含量少的深綠色蔬菜，至少 300 公克。
3	**適量的油**	椰子油、奶油、橄欖油。
4	**適量的調味料、沾醬**	須注意包裝上的成分，碳水化合物和糖都不可以太多。
5	一開始不要吃水果	生酮飲食適應一個月之後，才可以吃少量的藍莓、蔓越莓。
6	少吃五穀根莖、澱粉	避免高醣、高 GI 值食物。
7	少吃乳製品	易引起胰島素分泌，尤其乳糖高的，像是牛奶就不建議食用。
8	少吃堅果類	糖含量不是很高，但容易吃上癮。

B、生酮飲食的 5 個重點步驟

1	戒除含糖飲料	改喝黑咖啡、無糖豆漿、冷泡茶品、檸檬水→維持一個月
2	只吃正餐	除正餐之外不吃，戒除一切零食點心。
3	**飲食改成**全天然食物	去除加工品、丸類、餃類等等的加工品。
4	**改變**餐食的含醣量	慢慢減少，從晚餐不吃含醣類食物，依序是早餐、午餐。
5	不要吃水果	水果含糖量較高。

總結

生酮飲食 5 步驟原則＋生酮飲食的營養素比例

生酮飲食法的唯一指標

是不是處於營養性酮症裡？是否以脂肪為主要使用能源？

搭配營養性酮症的標準，當血酮值 0.5 以上，不管你怎麼吃，吃什麼，都算是生酮飲食。不過每個人的體質不同，不是每個人都適合用生酮飲食做體重管理，請評估自己身體的狀況，再進行哦！

扭轉式

　　每天練習這個姿勢二次、每次 5 分鐘，可以緩解背痛、腰痛以及臀部疼痛。強健頸部肌肉，肩部以及肩關節的緊繃可以得到緩解，肩膀更加輕鬆靈活。這個瑜伽姿勢的瘦腰功效明顯，對腹部肥胖的人有助於減小腰圍、雕塑腰部曲線。

動作說明：

1、雙腿伸直，<u>坐立在地面上</u>，雙臂放在髖部兩側，身體挺直，保持自然呼吸；

2、左腿彎曲，左腳腳跟抵在右腿外側，右腳腳尖回勾；

3、吸氣，右臂向上伸展；呼氣，右臂彎曲，右大臂抵住左腿外側，右小臂向上立直，同時左手放於背後地面上；

4、身體軀幹、腰部、頸部向左向後扭轉，眼睛向後看平視，注意臀部不可以離開地面，留意充分打開胸腔，保持正常呼吸，維持這個姿勢約 30 秒；

5、吸氣，右臂向上伸展，反方向重複練習；

6、重覆 1～5 動作二輪。

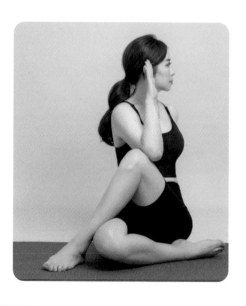

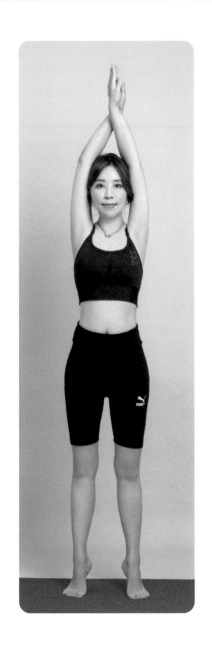

走路瘦腿瘦肚子燃脂式

　　每天練習這個姿勢三～五次、每次走 300 步，有助於提高熱量消耗，腹部線條緊實，穩定骨盆、幫助平衡、結實大腿、緊實手臂，幫助燃燒熱量，並增加肌肉質量，修飾體態。

動作說明：

1、雙腿張開與肩同寬，站立在地面上；

2、雙臂向前伸直交疊，合掌，手臂向上伸展，上臂貼住耳朵；

3、腰部以上脊椎挺直，保持自然呼吸；

4、臀部夾緊，小腹用力往內縮，大腿用力；

5、墊腳尖；

6、身體軀幹、腰部、頸部、手臂向上拉直；

7、吸氣，一步一步平穩緩慢往前走，練習 300 步；

8、注意臀部夾緊，小腹縮緊，維持自然呼吸，不可走太快。

微波爐版：香爆椒鹽杏仁果

杏仁是一個超健康的堅果，有助於預防心臟病、支持健康的大腦功能、保持皮膚健康、有助於控制血糖平穩和預防糖尿病、有助於減輕體重、增加腸胃邊對營養素的吸收、增加消化系統的健康、幫助對抗癌症和炎症、保持健康的牙齒和骨骼。杏仁果對人體有極大的好處。

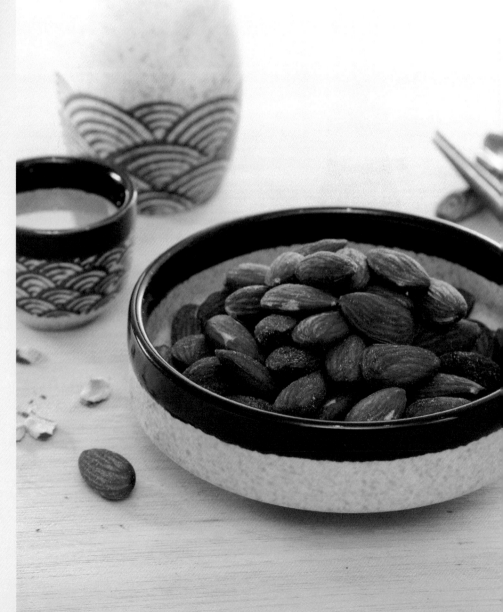

配方

材料 (公克 g)		調味料 (公克 g)	
橄欖油	3	胡椒鹽	適量
杏仁果	100		

步驟

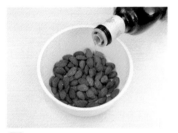

1 杏仁果放入微波容器中，加入橄欖油。

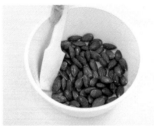

2 攪拌均勻，讓每顆杏仁豆都裹上油。

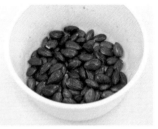

3 放入微波爐中，蓋上蓋子（要有小孔洞），強火2分鐘。

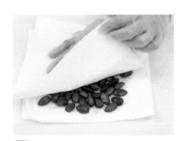

4 取出後，倒在廚房紙巾上吸油。

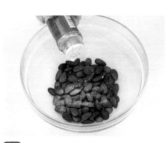

5 趁熱撒上胡椒鹽。

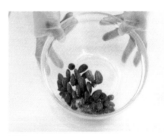

6 攪拌均勻，待涼，裝罐，完成

法式 BISCUSE 無糖生酮手指餅乾

🍴 配方

材料 (公克 g)	
蛋白（大）	2 顆
赤藻醣醇	30
蛋黃（大）	2 顆
乳清蛋白質粉	30
膳食纖維	30
香草粉	1

📺 步驟

1、蛋白放入乾淨（無油無水）的鋼盆中，用電動攪拌機，中速打發 30 秒。分二次加入赤藻醣醇，用電動攪拌機，中速打發呈乾性發泡。

2、加入蛋黃，用電動攪拌機，中速攪拌 5 秒鐘。

3、粉類混合過篩三次，再分三次加入打發的蛋中，用刮刀拌勻。

4、選用一公分平口花嘴，裝入擠花袋中，在紙上擠出 9.5 ～ 10 公分的長條形手指狀麵糊。

5、表面撒上薄薄一層糖粉（防止烤焙時表面乾裂），放入烤箱烤焙。

6、烤箱請先用全火 150℃，預熱 20 分鐘，放入指形麵糊，先烤焙 10 分鐘，調頭，再烤焙 3 ～ 5 分鐘。待表面上色全熟，出爐，放涼。

7、可擠成 5 公分小長條，烤熟成小手指餅乾，當嘴饞時的小點心，也可以做成提拉米蘇的夾心餅體。

生酮手指餅乾　營養標示		
每一份量	100 公克	
本包裝含	1 份	
	每份	每 100 公克
熱量	193.0 大卡	193.0 大卡
蛋白質	6.9 公克	6.9 公克
脂肪	5.0 公克	5.0 公克
飽和脂肪	1.7 公克	1.7 公克
反式脂肪	0.0 公克	0.0 公克
碳水化合物	30.1 公克	30.1 公克
糖	0.4 公克	0.4 公克
鈉	76 毫克	76 毫克

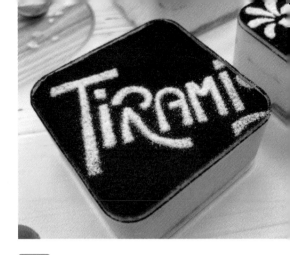

咖啡生酮提拉米蘇

配方

本配方為長 10.6cm X 寬 10.6cm X 高 7cm
慕斯盒三盒量或做 8 吋慕斯蛋糕一個

A、指形蛋糕體 (公克 g)	
9.5公分 x 9.5公分　共6片	

B、提拉米蘇慕斯體 (公克 g)	
蛋黃	70
赤藻醣醇	35
吉利丁片（3片）	約 8 克
19 號奶油乳酪 或馬士卡彭起司	250
Kaluwa 咖啡酒	30
動物性鮮奶油	350

C、玻美 30 度酒糖液 (公克 g)	
義式咖啡	70
Kaluwa 咖啡	20

D、裝飾 (公克 g)	
法芙娜可可粉	70
防潮糖粉①	20
防潮糖粉②	10

生酮提拉米蘇　營養標示		
每一份量	100 公克	
本包裝含	3 份	
	每份	每 100 公克
熱量	301.8 大卡	301.8 大卡
蛋白質	5.0 公克	5.0 公克
脂肪	27.4 公克	27.4 公克
飽和脂肪	17.6 公克	17.6 公克
反式脂肪	0.6 公克	0.6 公克
碳水化合物	8.8 公克	8.8 公克
糖	3.0 公克	3.0 公克
鈉	78 毫克	78 毫克

步驟

1、吉利丁片泡入冰開水中，放入冰箱冷藏，備用。

2、蛋黃、赤藻醣醇，在盆中攪拌均勻，邊用打蛋器攪拌，邊隔水加熱，至蛋黃 70℃ 熟化。

3、加入室溫回軟的奶油乳酪，上爐，隔水加熱，攪拌至奶油乳酪融化。

4、取出泡軟的吉利丁片，擠乾水分，加入蛋糊中，攪拌至融化。

5、加入 Kaluwa 咖啡酒，攪拌均勻，放涼，降溫至 17℃，備用。

6、動物性鮮奶油，隔冰水，用電動攪拌機，中速，打發。（打發完成的溫度是 7℃）分二次，加入降溫好的慕斯中，攪拌均。

7、慕斯盒底部先放入一片指形餅體，刷上酒糖液，灌入一半的慕斯，再放上一片指形餅乾，餅體上再刷上酒糖液，再灌上慕斯體，用抹刀，抹平。（重覆入模動作，完成三模）

8、可可粉和防潮糖粉①混合，用小篩子篩在慕斯表面，做底層黑色裝飾。放上花紋裝飾板，篩上防潮糖粉②裝飾。完成。

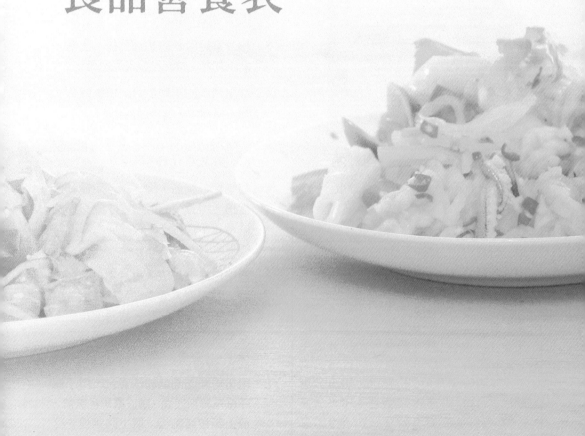

PART TWO

食品營養表

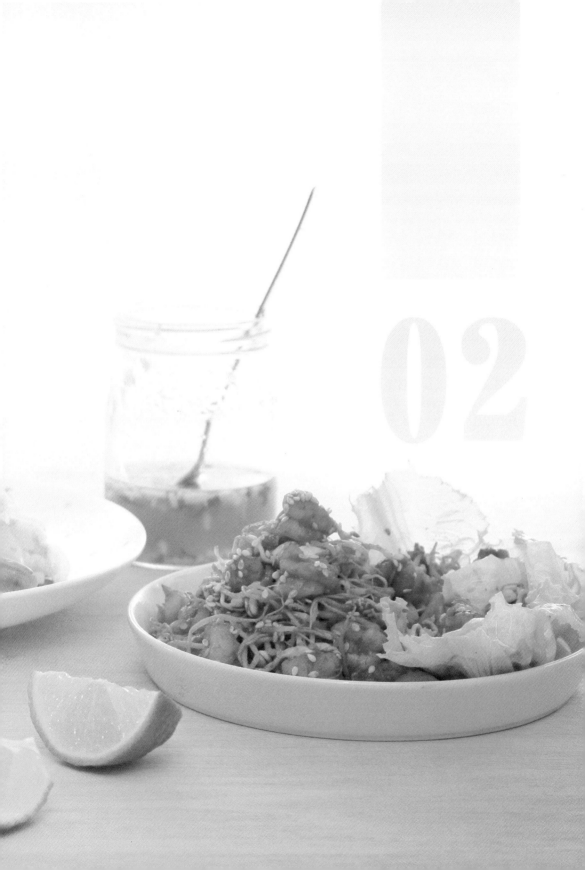

一、全穀雜糧類

成分 品名	熱量	蛋白質	脂肪	飽和脂肪	反式脂肪	碳水化合物	糖	膳食纖維	鈉	GI值
糙米	354.0	8.2	2.5	0.6	0.0	75.1	0.5	4.0	3.0	54.0
薏仁	374.7	14.1	6.1	0.9	0.0	66.2	0.0	1.8	1.9	29.0
什穀米	366.0	4.0	1.7	0.0	0.0	85.0	0.0	78.0	1.4	70+
糙米薏仁飯	122.3	3.6	1.5	0.2	0.0	23.6	0.0	0.0	1.0	70+
糯米	356.2	8.2	1.1	0.0	0.0	76.8	0.0	0.7	4.0	99.0
白米飯	182.0	3.1	0.3	0.1	0.0	41.0	0.0	0.6	2.0	85+
燕麥	387.9	10.9	10.2	1.9	0.0	67.4	0.0	8.5	3.9	54.0
即食燕麥	383.9	11.9	9.6	1.7	0.0	67.9	0.9	10.5	3.0	42.0
白米	337.7	7.6	1.0	0.2	0.0	73.3	0.0	0.9	0.8	84.0
紅豆	289.8	20.9	0.6	0.2	0.0	61.5	0.4	18.5	1.5	42.0
綠豆	311.9	22.8	1.1	0.4	0.0	63.0	1.3	15.8	0.6	39.0
黃豆	359.0	35.6	15.7	2.4	0.0	32.9	0.0	14.5	12.1	18.0
蓮子	124.4	9.3	0.5	0.2	0.0	25.6	0.0	8.0	118.7	41.0
栗子	242.3	4.6	1.4	0.3	0.0	57.9	26.1	10.4	1.1	60.0
菱角	139.8	4.2	0.3	0.0	0.0	31.0	0.0	3.0	16.1	60.0
馬鈴薯	74.2	2.6	0.2	0.0	0.0	15.8	0.0	1.3	3.1	80+
芋頭	122.9	2.5	1.1	0.0	0.0	26.4	0.0	2.3	5.0	64.0
地瓜	115.3	1.3	0.2	0.1	0.0	27.8	4.8	2.5	51.2	55+
蓮藕	58	2.0	0.2	0.1	0.0	13.5	3.2	3.3	16	38
肉粽	234	8.2	8.8	3.3	0.0	30.7	0.0	0.6	343	132
米苔目	121	0.6	0.1	0.0	0.0	29.6	0.0	0.1	10	34.5

成分 品名	熱量	蛋白質	脂肪	飽和脂肪	反式脂肪	碳水化合物	糖	膳食纖維	鈉	GI值
山藥	82.7	2.8	0.1	0.1	0.0	17.8	0.3	1.3	3.9	75.0
蒟蒻麵	4.8	0.0	0.0	0.0	0.0	1.6	0.0	0.8	0.0	0.0
蒟蒻米	22.6	0.1	0.0	0.0	0.0	11.1	0.0	11.1	1.0	0.0
南瓜	69.3	1.9	0.2	0.1	0.0	17.3	5.4	2.5	1.3	75.0
紅藜麥	361.3	12.1	6.7	0.9	0.0	66.8	1.6	8.3	2.2	35.0
甜玉米	96.9	3.3	2.5	0.7	0.0	17.8	7.0	4.7	1.9	80+
小米	365.5	11.3	3.7	0.4	0.0	71.7	0.0	2.2	1.0	61.5
麵條	353.0	11.5	1.4	0.4	0.0	74.6	2.4	1.9	569.4	81.6
油麵	359.2	11.4	1.2	0.4	0.0	76.3	1.6	1.1	712.1	70.0
拉麵	289.7	9.1	0.8	0.0	0.0	62.1	0.0	1.3	429.0	61.0
麵線	344.7	11.7	1.5	0.4	0.0	72.4	2.2	2.5	752.0	68.0
水餃皮	260.6	7.8	0.5	0.0	0.0	57.0	0.0	1.5	628.8	40.0
米粉	364.6	2.1	0.8	0.0	0.0	85.3	0.0	0.8	136.3	65.0
烏龍麵	125.7	3.4	0.3	0.1	0.0	28.2	0.4	1.5	192.2	58.0
小麥	337.7	14.1	2.6	0.5	0.0	69.2	0.0	11.3	1.4	72.0
雜糧高筋麵粉	349.7	14.3	2.8	0.8	0.0	69.6	1.1	5.3	2.3	*
雜糧中筋麵粉	349.6	13.1	2.3	0.6	0.0	72.0	0.8	5.7	1.9	*
全麥麵粉	342.3	13.0	1.7	0.3	0.0	71.4	0.3	8.0	1.6	*
高筋麵粉	359.4	8.1	1.2	0.2	0.0	78.2	0.0	2.0	1.4	*
中筋麵粉	357.2	11.5	1.3	0.3	0.0	74.1	0.0	1.8	3.7	*
低筋麵粉	359.4	8.1	1.2	0.2	0.0	78.2	0.0	2.0	1.4	*

成分 / 品名	熱量	蛋白質	脂肪	飽和脂肪	反式脂肪	碳水化合物	糖	膳食纖維	鈉	GI值
鯛魚 (台灣鯛魚片(生))	109.8	18.2	3.6	1.0	0.0	2.5	0.0	0.0	46.1	17.0
鮭魚	174.0	20.7	9.5	2.6	0.0	0.0	0.0	0.0	39.0	17.0
秋刀魚	314.0	18.8	25.9	6.3	0.0	0.0	0.0	0.0	5.5	17.0
鮪魚	100.4	23.3	0.1	0.0	0.0	0.0	0.0	0.0	27.0	17.0
黃魚	142.0	16.8	7.8	2.9	0.0	0.2	0.0	0.0	40.0	17.0
白鯧	115.0	17.7	4.4	2.0	0.0	0.2	0.0	0.0	248.4	17.0
石斑	90.5	20.2	0.5	0.2	0.0	0.0	0.0	0.0	91.0	17.0
虱目魚	178.9	21.8	9.5	3.3	0.0	0.2	0.0	0.0	41.4	17.0
魩仔魚	55.6	11.1	0.9	0.4	0.0	0.0	0.0	0.0	455.7	17.0
小魚乾	335.0	69.2	4.4	2.1	0.0	0.0	0.0	0.0	1753.0	*
柴魚片	382.6	76.5	6.2	2.8	0.0	2.6	0.0	0.0	43.0	*
中卷 (台灣鎖管)	71.9	16.0	0.4	0.2	0.0	1.6	0.0	0.0	249.0	3.0
新鮮干貝	57.0	12.7	0.4	0.1	0.0	1.7	0.0	0.0	949.0	42.0
泡發魷魚	50.3	11.3	0.2	0.0	0.0	3.0	0.0	0.0	239.1	40.0
紅蟳	122.0	20.9	3.6	1.8	0.0	6.5	0.0	0.0	309.0	*
蟹腳肉	52.0	11.6	0.2	0.1	0.0	1.3	0.0	0.0	591.0	*
蝦仁 (草蝦仁)	44.0	9.7	0.3	0.1	0.0	0.9	0.0	0.0	430.6	40.0
蝦米	263.7	57.1	2.2	0.7	0.0	0.0	0.0	0.0	3186.0	*
蛤蜊 (文蛤)	36.9	7.6	0.5	0.2	0.0	2.7	0.0	0.0	446.2	40.0
牡蠣	59.0	9.8	1.9	0.7	0.0	6.7	0.0	0.0	103.0	45.0

成分\n\n品名	熱量	蛋白質	脂肪	飽和脂肪	反式脂肪	碳水化合物	糖	膳食纖維	鈉	GI值
伊比利豬	207.0	20.7	13.8	5.5	0.0	0.0	0.0	0.0	37.0	45.0
豬小里肌	112.6	19.6	3.8	1.6	0.0	0.0	0.0	0.0	41.0	45.0
松阪豬（豬頸肉）	182.7	17.5	11.9	4.2	0.0	1.4	0.0	0.0	65.0	45.0
豬小排	287.4	18.0	23.3	9.6	0.0	0.0	0.0	0.0	74.4	45.0
豬肝連	198.6	14.6	15.1	6.3	0.0	0.9	0.0	0.0	42.7	45.0
豬肝	125.8	20.8	4.1	1.9	0.0	2.9	0.0	0.0	83.9	48.0
豬肚	152.0	12.4	11.0	4.6	0.0	0.0	0.0	0.0	61.8	48.0
豬絞肉平均值	211.6	18.7	14.6	5.4	0.0	0.0	0.0	0.0	58.2	45.0
菲力牛肉（腓力牛排）	179.1	20.6	10.7	4.9	0.0	0.1	0.0	0.0	47.0	46.0
牛小排	325.0	15.1	28.9	13.1	0.0	0.0	0.0	0.0	60.5	46.0
沙朗牛排	162.0	20.4	8.3	4.3	0.0	1.5	0.0	0.0	45.8	46.0
牛肚	55.8	11.4	0.8	0.4	0.0	0.1	0.0	0.0	82.2	46.0
牛筋	157.3	21.7	7.2	1.8	0.0	3.3	0.0	0.0	50.3	46.0
雞胸肉（去皮清肉(肉雞)）	97.7	22.4	0.9	0.3	0.0	0.0	0.0	0.0	49.0	45.0
雞腿	157.1	16.8	9.5	2.9	0.0	0.6	0.0	0.0	109.1	45.0
雞翅平均值	210.3	18.3	14.6	4.1	0.0	0.0	0.0	0.0	75.4	45.0
雞腳	215.7	20.7	14.1	3.1	0.0	0.4	0.0	0.0	101.8	45.0
鵝肉	187.5	15.6	13.4	3.5	0.0	2.4	0.0	0.0	54.0	45.0
鴨肉	319.2	16.0	27.8	9.1	0.0	0.0	0.0	0.0	41.0	45.0
鴨血	28.8	6.0	0.3	0.1	0.0	0.0	0.0	0.0	130.9	*

成分 品名	熱量	蛋白質	脂肪	飽和脂肪	反式脂肪	碳水化合物	糖	膳食纖維	鈉	GI值
蔥	18.0	1.5	0.3	0.1	0.0	4.2	2.6	2.5	2.7	30.0
嫩薑	19.0	0.0	0.3	0.0	0.0	4.8	0.0	1.4	12.0	*
老薑	47.0	1.1	0.5	0.2	0.0	11.7	0.7	3.2	4.2	*
蒜頭 （大蒜）	115.0	6.7	0.2	0.2	0.0	26.4	4.3	4.2	4.3	*
白花椰菜	19.3	1.8	0.1	0.0	0.0	4.5	2.5	2.0	14.4	25.0
綠花椰菜 （青花菜）	22.6	3.7	0.2	0.0	0.0	4.4	1.1	3.1	15.3	25.0
白洋蔥	39.5	1.0	0.1	0.0	0.0	10.0	5.3	1.3	3.2	30.0
紫洋蔥	28.7	0.9	0.1	0.0	0.0	7.3	4.3	1.5	3.8	30.0
胡蘿蔔	32.0	1.0	0.2	0.0	0.0	8.5	5.2	2.7	67.1	80.0
白蘿蔔	13.9	0.7	0.1	0.0	0.0	3.3	1.7	1.1	27.0	26.0
美生菜 （結球萵苣）	11.8	0.7	0.1	0.0	0.0	2.8	1.5	0.9	7.2	22.0
蘿蔓生菜 （蘿美萵苣）	10.8	1.0	0.2	0.1	0.0	2.3	0.7	1.4	20.4	22.0
牛蕃茄	16.6	0.7	0.1	0.1	0.0	4.0	2.2	1.0	1.7	30.0
玉米筍	26.0	2.2	0.3	0.2	0.0	5.8	3.6	2.6	1.7	30.0
黃豆芽	28.8	5.4	1.2	0.2	0.0	2.5	0.4	2.7	6.6	22.0
白高麗菜 （甘藍(扁圓形)）	19.3	1.1	0.2	0.0	0.0	4.3	2.7	0.9	12.2	26.0
櫛瓜 （綠櫛瓜）	11.3	2.2	0.0	0.0	0.0	1.8	0.0	0.9	0.4	15.0
香菜 （芫荽）	19.9	2.3	0.3	0.0	0.0	4.5	0.0	3.2	16.9	*

成分 品名	熱量	蛋白質	脂肪	飽和脂肪	反式脂肪	碳水化合物	糖	膳食纖維	鈉	GI值
紫高麗菜 （紫色甘藍）	24.4	1.5	0.2	0.0	0.0	5.9	2.4	2.1	13.4	26.0
枸杞 （枸杞子）	325.4	12.3	1.3	0.2	0.0	77.8	44.1	11.2	521.2	＊
九層塔	21.2	2.9	0.4	0.0	0.0	4.4	0.0	3.4	1.6	＊
毛豆 （毛豆仁）	116.0	14.6	3.3	0.9	0.0	12.5	0.4	6.4	1.1	30.0
大黃瓜 （胡瓜）	12.8	0.7	0.1	0.0	0.0	2.9	2.3	0.5	3.4	23.0
小黃瓜 （花胡瓜）	10.9	0.9	0.2	0.0	0.0	2.4	1.4	1.3	2.7	23.0
秋葵 （黃秋葵）	28.4	2.1	0.1	0.0	0.0	7.5	0.0	3.7	9.5	26.0
茭白筍	16.4	1.3	0.2	0.1	0.0	4.0	1.8	2.1	5.0	26.0
沙拉筍	20.5	1.6	0.1	0.0	0.0	4.8	3.0	1.7	7.9	26.0
辣椒 （長辣椒(紅皮)）	35.3	2.4	0.7	0.3	0.0	9.3	3.1	6.9	13.7	＊
紅椒 （甜椒(紅皮)）	30.4	0.8	0.5	0.0	0.0	7.1	0.0	1.6	0.7	30.0
黃椒 （甜椒(黃皮)）	24.5	0.8	0.3	0.0	0.0	6.0	0.0	1.9	0.6	30.0
青椒 （甜椒(青皮)）	19.3	0.8	0.3	0.2	0.0	4.9	2.6	2.1	4.2	26.0
大白菜	12.5	1.2	0.2	0.0	0.0	2.6	0.0	1.0	13.7	32.0
娃娃菜	13.0	1.2	0.2	0.0	0.0	2.6	0.0	1.0	14.0	30.0
芹菜	10.0	0.8	0.1	0.0	0.0	2.4	0.0	1.1	46.0	25.0
菠菜	14.2	2.2	0.3	0.1	0.0	2.4	0.0	1.9	43.5	15.0

成分 品名	熱量	蛋白質	脂肪	飽和脂肪	反式脂肪	碳水化合物	糖	膳食纖維	鈉	GI值
洋菇	22.5	3.0	0.2	0.1	0.0	3.8	0.3	1.3	18.6	24.0
鴻喜菇	25.4	2.9	0.1	0.0	0.0	5.3	1.7	2.2	1.5	24.0
美白菇	24.1	2.4	0.3	0.1	0.0	4.8	4.3	1.5	1.7	24.0
杏鮑菇平均值	35.4	2.7	0.2	0.1	0.0	8.3	2.9	3.1	2.6	10.0
鮮香菇（香菇平均值）	31.3	3.0	0.1	0.0	0.0	7.6	0.5	3.8	1.5	28.0
秀珍菇	25.0	3.3	0.1	0.0	0.0	4.6	1.4	1.3	0.8	24.0
白木耳	11.8	0.5	0.2	0.0	0.0	4.8	0.0	5.1	4.9	26.0
黑木耳（新鮮木耳）	23.9	0.9	0.1	0.0	0.0	8.8	0.2	7.4	12.2	26.0
乾黑木耳（乾木耳(黑耳仔))	265.3	21.4	1.2	0.0	0.0	69.6	0.0	38.1	12.0	26.0
白精靈菇	30.8	2.1	0.4	0.1	0.0	6.9	2.2	2.5	1.2	24.0
金針菇	33.0	2.6	0.3	0.1	0.0	7.2	2.9	2.3	2.4	24.0
猴頭菇	26.2	2.1	0.3	0.0	0.0	5.9	0.0	2.3	2.2	24.0
舞菇	27.0	1.4	0.1	0.0	0.0	5.8	0.5	0.3	0.5	24.0
滑菇	24.1	2.6	0.2	0.0	0.0	4.7	1.1	1.4	1.8	24.0
珊瑚菇	29.4	4.0	0.2	0.1	0.0	5.2	0.6	1.7	0.1	24.0
草菇	31.8	3.8	0.3	0.0	0.0	5.9	0.0	2.1	2.8	24.0
海帶	14.4	0.8	0.1	0.0	0.0	4.3	0.0	2.8	248.4	17.0
紫菜	212.4	28.1	0.9	0.5	0.0	47.9	0.0	29.0	967.5	23.0
海苔片	227.5	46.5	3.7	1.0	0.0	32.1	0.0	26.5	387.4	46.0

五、堅果、種子及油脂類

成分 品名	熱量	蛋白質	脂肪	飽和脂肪	反式脂肪	碳水化合物	糖	膳食纖維	鈉	GI值
松子 （原味松子仁）	668.1	14.5	69.0	6.8	0.0	13.0	2.7	6.0	0.8	29.0
熟白芝麻	603.4	20.3	58.7	9.5	0.0	15.7	0.5	10.7	24.5	35.0
熟黑芝麻	570.6	17.3	54.4	8.4	0.0	20.6	0.2	14.0	1.9	35.0
熟杏仁果 （原味杏仁果）	567.5	21.9	49.8	4.2	0.0	23.2	4.3	9.8	1.0	26.0
熟杏仁片	588.1	23.4	56.9	2.7	0.0	14.8	0.0	14.4	73.3	25.0
熟夏威夷果	686.9	7.5	71.6	12.2	0.0	18.2	4.8	6.3	1.4	27.0
熟核桃	654.6	15.4	67.9	6.1	0.0	11.2	1.8	6.2	4.5	18.0
熟腰果	555.8	16.4	43.7	10.3	0.0	35.2	6.5	5.0	10.0	29.0
熟葵瓜子	569.1	22.0	51.9	5.1	0.0	18.7	3.0	8.3	1.3	＊
熟開心果	572.7	22.4	52.7	5.8	0.0	20.1	6.2	13.6	462.3	18.0
熟花生	343.5	17.2	27.4	5.6	0.0	13.3	0.0	0.0	363.0	22.0
花生粉	505.5	28.5	33.8	0.0	0.0	33.0	0.0	4.9	10.9	22.0
熟南瓜子	544.3	30.4	47.9	9.1	0.0	13.5	1.4	8.3	182.5	＊
亞麻仁籽	476.3	20.8	40.3	4.3	0.0	28.1	1.3	23.1	46.4	＊
橄欖油	883.6	0.0	100.0	16.3	0.0	144.9	0.0	0.0	0.0	＊
韓國麻油	828.0	0.0	92.0	15.0	0.0	0.0	0.0	0.0	0.0	＊
羅勒橄欖油	819.0	0.0	91.0	12.8	0.0	0.0	0.0	0.0	0.0	＊
黑麻油 （黑芝麻油）	824.0	0.0	9.2	1.4	0.1	0.2	0.0	0.0	0.0	＊
奶油 （固態，不加鹽）	752.9	0.6	82.7	57.3	2.4	1.1	0.0	0.0	5.0	30.0

成分 品名	熱量	蛋白質	脂肪	飽和脂肪	反式脂肪	碳水化合物	糖	膳食纖維	鈉	GI值
雞蛋 平均值	135.4	12.7	8.9	3.1	29.9	1.6	0.2	0.0	138.0	30.0
蛋白 （雞蛋白(白殼))	47.6	10.7	0.1	0.1	0.0	0.0	0.3	0.0	153.6	*
滷蛋白 （雞滷蛋白）	42.5	10.2	0.1	0.0	0.0	0.2	0.0	0.0	153.0	*
溫泉蛋	127.2	12.9	7.8	2.8	0.0	3.8	0.6	0.0	493.8	*
水煮蛋	144.2	14.0	9.2	3.1	0.0	1.7	0.0	0.0	123.8	*
茶葉蛋	141.3	13.7	9.1	3.1	0.0	2.2	1.8	0.0	444.0	*
皮蛋	127.2	12.5	8.1	2.7	0.0	3.0	0.0	0.0	599.1	*
滷蛋	171.4	16.4	11.1	3.8	0.0	4.6	4.3	0.0	1155.9	*
荷包蛋	161.9	14.0	11.2	3.8	0.0	1.4	0.0	0.0	151.3	*
蒸蛋	64.4	5.3	4.6	1.7	0.0	2.2	0.0	0.0	151.1	*
鹹蛋	185.5	13.3	14.1	4.6	0.0	1.1	0.1	0.0	1672.2	*
鹹蛋黃 （鴨鹹蛋黃）	157.0	14.0	9.0	3.0	0.0	4.0	0.0	0.0	198.2	*
鵪鶉蛋	172.2	12.7	13.0	4.8	0.0	1.2	0.4	0.0	142.2	*
全脂鮮乳	63.2	3.1	3.6	2.5	92.1	4.8	4.4	0.0	37.4	27.0
低脂鮮乳	43.5	3.1	1.3	0.9	0.0	5.0	6.1	0.0	36.2	30.0
全脂奶粉	504.2	26.4	28.2	19.3	0.0	37.0	36.4	0.0	336.6	*
脫脂奶粉	360.7	36.2	0.9	0.4	0.0	51.2	36.6	0.0	337.7	*

成分\品名	熱量	蛋白質	脂肪	飽和脂肪	反式脂肪	碳水化合物	糖	膳食纖維	鈉	GI值
馬札瑞拉起司	230.0	20.7	14.3	9.9	0.7	8.2	8.2	0.0	1530.0	*
起司條	310.5	27.2	21.3	14.7	0.3	2.5	1.1	0.0	722.5	*
起司片 (切片乾酪(低脂))	240.7	21.7	13.0	9.4	0.1	8.8	3.5	0.0	1598.0	*
起司絲 （刨絲乾酪）	323.0	25.1	22.6	15.8	0.1	4.4	0.4	0.0	548.3	*
板豆腐 （傳統豆腐）	87.3	8.5	3.4	1.0	0.0	6.0	0.0	0.6	2.2	40.0
嫩豆腐	51.5	4.9	3.0	0.5	0.0	1.6	0.6	0.8	32.0	42.0
雞蛋豆腐	78.6	6.9	4.6	1.3	0.0	2.7	0.7	0.4	306.9	*
豆漿	32.4	3.6	1.9	0.4	0.0	0.7	0.4	1.3	2.2	*
五香豆乾	192.4	19.3	10.6	1.7	20.9	6.2	0.4	2.2	445.5	*
大黑豆干	197.1	19.0	12.5	2.2	0.0	2.1	0.1	0.0	122.9	*
豆乾絲	165.0	18.3	8.6	1.4	0.0	4.8	0.0	2.6	548.9	*
豆皮	154.5	17.4	8.6	1.3	0.0	3.5	0.0	3.3	115.6	*
豆腐皮	208.2	25.3	11.0	1.7	4.5	2.4	0.0	0.6	22.6	*
小三角油豆腐	158.4	12.7	13.3	2.3	115.4	0.0	0.0	0.7	1.1	43.0
百頁豆腐	195.4	13.4	13.1	2.1	83.8	6.3	0.1	0.5	425.4	*
花生麵筋	203.6	11.0	11.1	2.0	34.5	15.5	8.1	1.1	778.0	*
豆豉	215.1	20.4	11.5	1.9	0.0	12.8	0.0	10.8	6075.3	*
豆腐乳	105.7	9.0	5.8	1.0	3.4	4.8	0.4	0.7	3675.1	*

七、調味料及香辛料類

成分\品名	熱量	蛋白質	脂肪	飽和脂肪	反式脂肪	碳水化合物	糖	膳食纖維	鈉	GI值
薄鹽醬油（屏大）	152.8	8.6	0.0	0.0	0.0	29.6	26.5	0.0	4021.0	＊
鰹魚醬油	144.4	12.8	0.0	0.0	0.0	15.4	10.2	0.0	5586.0	＊
八角	244.0	4.9	3.9	1.2	0.0	76.2	0.0	55.8	18.5	＊
桂皮（肉桂粉）	240.6	4.2	2.9	1.3	0.0	78.8	1.2	53.7	9.6	＊
孜然粉（小茴香粉）	341.9	19.5	25.8	1.5	0.0	37.0	1.3	36.6	240.9	＊
黑胡椒粉	325.1	11.6	6.7	4.9	0.0	67.7	0.0	22.5	7.0	＊
白胡椒粉	287.9	3.7	1.1	0.2	0.0	78.8	0.0	26.3	119.8	＊
義式香料	372.4	12.3	8.0	2.3	0.0	62.8	2.5	55.1	37.0	＊
烏醋	36.8	0.5	0.0	0.0	0.0	8.7	0.0	0.0	1571.3	＊
香油	828.0	0.0	92.0	14.0	1.0	0.0	0.0	0.0	0.0	＊
鹽（低鈉鹽）	11.5	0.0	0.0	0.0	0.0	2.8	0.0	0.0	18341	＊
玫瑰鹽（岩鹽）	2.5	0.0	0.1	0.0	0.0	0.4	0.0	0.0	34468	＊
柚子鹽	202.0	7.3	1.0	0.3	0.0	20.9	16.4	0.0	17280	＊
香蒜片	360.0	22.0	5.8	0.8	0.0	66.0	0.6	23.0	77.0	＊
烹大師	234.0	23.9	1.1	0.5	0.0	32.1	21.9	0.0	17514	＊
陳皮	269.5	6.9	2.4	0.9	0.0	74.8	15.7	39.5	3.0	＊
山楂	271.6	1.9	2.5	1.0	0.0	78.7	19.0	36.5	11.7	＊
黃耆（黃耆片）	257.7	14.9	1.6	0.5	0.0	68.7	22.0	33.0	16.3	＊

成分\品名	熱量	蛋白質	脂肪	飽和脂肪	反式脂肪	碳水化合物	糖	膳食纖維	鈉	GI值
辣椒油	898.9	0.0	99.8	16.1	0.0	0.1	0.0	0.0	0.3	＊
鮮美露	127.6	4.2	0.0	0.0	0.0	20.2	18.6	0.0	4640.0	＊
韓式辣椒醬	218.9	5.0	2.1	0.0	0.0	45.0	21.0	0.0	2560.0	＊
日式薑燒汁	80.0	1.8	0.0	0.0	0.0	18.2	14.7	0.0	1882.0	＊
日式照燒醬	192.0	2.0	0.0	0.0	0.0	46.1	41.9	0.0	3340.0	＊
麻婆豆腐醬	147.0	3.6	7.0	1.1	0.0	17.3	13.3	0.0	3240.0	＊
辣豆瓣醬	90.0	4.5	3.3	0.5	0.0	13.1	0.0	5.2	4379.8	＊
羅勒	221.7	23.3	5.8	2.4	0.0	46.1	1.5	35.5	26.2	＊
青醬	78.5	0.9	5.4	1.2	0.0	7.7	4.6	2.3	1210.9	＊
統一肉燥醬	709.0	1.9	70.8	12.6	0.8	16.0	3.1	0.0	2033.0	＊
黑胡椒醬	80.0	1.7	1.7	0.9	0.0	14.5	5.8	0.0	1500.0	＊
甜麵醬	212.3	4.5	2.4	0.8	0.0	44.0	0.0	1.7	1869.6	＊
味噌	206.2	10.6	4.5	1.0	0.0	33.1	18.0	4.5	4153.0	＊
魚露	64.3	10.2	0.2	0.1	0.0	5.3	5.0	0.0	8907.6	＊
黃芥末	64.2	4.1	3.7	0.2	0.0	6.2	0.8	5.1	1153.9	＊
蠔油	155.8	6.5	0.1	0.0	0.0	32.2	0.0	0.1	5846.6	＊
味醂	219.8	0.5	0.0	0.0	0.0	54.5	50.5	0.0	107.7	＊
細砂糖	400.0	0.0	0.0	0.0	0.0	100.0	100.0	0.0	0.0	＊
赤藻醣醇	0.0	0.0	0.0	0.0	0.0	99.0	0.0	0.0	0.0	＊
蜂蜜（春蜜）	308.2	0.2	0.2	0.0	0.0	79.6	61.5	0.0	0.0	＊

成分／品名	熱量	蛋白質	脂肪	飽和脂肪	反式脂肪	碳水化合物	糖	膳食纖維	鈉	GI值
柚子（白柚）	35.8	0.6	0.2	0.0	0.0	9.6	0.0	1.2	7.1	25.0
酪梨	59.5	1.6	3.7	1.1	0.0	7.9	0.9	3.4	2.1	27.0
蘋果	47.0	0.2	0.1	0.0	0.0	13.1	10.4	1.3	3.0	40+
橘子	37.8	0.8	0.2	0.0	0.0	10.0	6.8	1.5	1.7	41+
檸檬汁	30.9	0.4	0.6	0.2	0.0	6.9	0.8	0.3	1.1	34.0
奇異果	51.9	1.1	0.3	0.1	0.0	14.0	9.3	2.7	2.9	35.0
黃金奇異果	56.7	0.8	0.3	0.1	0.0	15.0	10.6	1.4	2.0	38.0
香蕉	82.4	1.5	0.1	0.0	0.0	22.1	18.0	1.6	0.2	55.0
金鑽鳳梨	48.7	0.5	0.1	0.1	0.0	13.2	9.5	1.1	0.5	65.0
草莓	35.9	1.0	0.2	0.1	0.0	9.3	6.1	1.8	6.8	40.0
芭樂	33.0	0.7	0.1	0.0	0.0	9.8	5.2	3.3	1.6	31.0
葡萄	63.2	0.5	0.3	0.1	0.0	16.6	15.6	0.2	1.0	50+
蓮霧	34.0	0.4	0.2	0.0	0.0	9.0	5.8	0.8	1.6	32.0
紅肉西瓜	32.0	0.8	0.1	0.0	0.0	8.0	7.5	0.3	1.4	72.0
香瓜	36.0	0.9	0.0	0.0	0.0	9.3	7.7	0.6	13.3	41.0
水蜜桃	36.8	0.9	0.2	0.0	0.0	9.7	6.4	1.7	1.9	41.0
愛文芒果	40.9	0.4	0.2	0.1	0.0	11.0	8.8	0.9	1.5	49.0
荔枝	63.6	1.0	0.2	0.1	0.0	16.5	14.1	0.8	1.2	57.0
水梨	32.3	0.4	0.0	0.0	0.0	9.0	6.8	1.2	0.4	32.0
櫻桃	72.8	1.2	0.3	0.0	0.0	19.1	0.0	1.3	2.2	37.0
木瓜	36.0	0.6	0.1	0.0	0.0	9.9	6.2	1.4	3.4	59.0

成分 品名	熱量	蛋白質	脂肪	飽和脂肪	反式脂肪	碳水化合物	糖	膳食纖維	鈉	GI值
滴雞精 （雞精）	34.1	8.6	0.0	0.0	0.0	0.0	0.0	0.0	86.4	39.0
培根	240.0	18.0	18.0	5.5	0.0	1.4	1.0	0.0	750.0	49.0
火腿	146.6	16.5	4.9	1.8	0.0	9.0	2.2	0.0	1005.8	46.0
肉鬆三角飯糰	214.9	5.8	5.5	0.8	39.1	36.6	1.9	1.9	224.3	52.0
豆皮壽司	193.0	6.3	4.7	0.7	27.0	31.7	8.4	0.7	275.5	30.0
肉圓	135.4	3.1	1.6	0.6	9.2	27.3	2.0	0.3	217.0	52.0
豬肉水餃	205.9	8.1	9.7	3.4	0.0	22.1	0.0	0.9	447.2	40.0
小籠包	239.1	9.6	15.5	5.6	0.0	15.9	0.0	1.2	248.0	39.0
黑糖饅頭	230.0	6.8	0.9	0.4	0.0	50.0	9.1	2.5	40.7	30.0
火腿蛋三明治	272.4	10.9	13.2	3.6	52.8	28.2	4.0	1.3	425.7	50.0
披薩	266.1	12.0	8.7	2.8	135.2	35.9	3.7	2.0	436.7	32.0
蔥油餅	299.9	8.3	9.3	1.9	75.4	46.9	2.3	2.4	257.4	58.0
水煎包	162.6	4.3	5.4	1.6	0.0	25.2	2.2	2.0	309.8	60.0
芋圓	212.1	0.9	0.2	0.1	0.0	52.1	2.8	0.8	1.6	35.0
肉包	263.3	7.6	9.2	3.5	8.7	38.2	6.4	1.5	229.9	65.0
蛋餅皮	228.2	5.7	3.7	1.4	0.0	43.7	4.4	1.3	291.4	30.0
紅酒 （紅葡萄酒）	92.6	0.1	0.0	0.0	0.0	14.8	0.0	0.0	2.6	20.0
韓式泡菜	131.6	4.6	8.4	1.0	0.0	9.4	5.2	1.8	346.0	35.0
蘋果醋	6.4	0.1	0.0	0.0	0.0	1.5	0.9	0.0	32.0	30.0
松露醬	458.0	2.3	48.7	6.7	0.0	3.7	0.3	2.3	229.0	20.0

菜名：戚風蛋糕（8吋一個）

材料名稱	重量	熱量	蛋白質	脂肪	飽和脂肪	反式脂肪	碳水化合物	糖	膳食纖維	鈉
雞蛋4顆	220	297	28	19.5	6.8	0	3.5	0.4	0	303.6
細砂糖	100	385	0	0	0	0	99.4	100.7	0	3
全脂鮮乳	70	44.1	2.1	2.5	1.7	0	3.3	0	0	25.9
橄欖油	70	618.8	0	70	11.4	0	0	0	0	0
低筋麵粉	100	359	8.1	1.2	0.2	0	78.2	0	2	1
合計	560	1704	38.2	93.2	20.1	0	184.4	101.1	2	333.5
分析每100公克	100	304.2	6.8	16.7	3.6	0	32.9	18	0.4	59.6

營養成分計算練習 菜名：

材料名稱	重量	熱量	蛋白質	脂肪	飽和脂肪	反式脂肪	碳水化合物	糖	膳食纖維	鈉

營養成分計算練習　菜名：_____

材料名稱	重量	熱量	蛋白質	脂肪	飽和脂肪	反式脂肪	碳水化合物	糖	膳食纖維	鈉

營養成分計算練習　菜名：_____

材料名稱	重量	熱量	蛋白質	脂肪	飽和脂肪	反式脂肪	碳水化合物	糖	膳食纖維	鈉

營養成分計算練習　　菜名：＿＿＿＿＿＿＿＿＿＿

材料名稱	重量	熱量	蛋白質	脂肪	飽和脂肪	反式脂肪	碳水化合物	糖	膳食纖維	鈉

營養成分計算練習　　菜名：＿＿＿＿＿＿＿＿＿＿

材料名稱	重量	熱量	蛋白質	脂肪	飽和脂肪	反式脂肪	碳水化合物	糖	膳食纖維	鈉

營養成分計算練習　菜名：＿＿＿＿＿＿＿＿＿＿＿＿＿＿＿＿＿＿＿＿＿＿

材料名稱	重量	熱量	蛋白質	脂肪	飽和脂肪	反式脂肪	碳水化合物	糖	膳食纖維	鈉

營養成分計算練習　菜名：＿＿＿＿＿＿＿＿＿＿＿＿＿＿＿＿＿＿＿＿＿＿

材料名稱	重量	熱量	蛋白質	脂肪	飽和脂肪	反式脂肪	碳水化合物	糖	膳食纖維	鈉

PART THREE

黃金關鍵 30 天

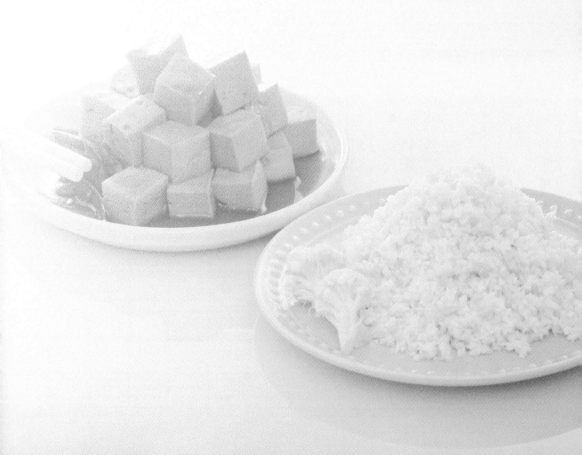

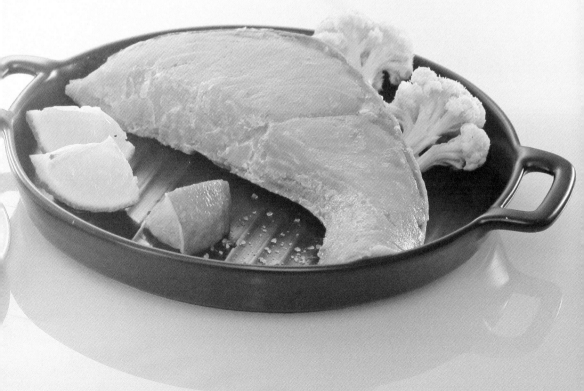

03

開始黃金關鍵 30 天前，建議先買一台精準的體脂計，養成每天早上起床秤體重的好習慣！秤好體重，測好身高，我們就來算出每日基本應該攝取的營養數值有多少！

第一步：秤好體重！測好身高！

我的體重： _____ 公斤

我的身高： _____ 公分

第二步：算出每天的喝水量

標準的計算法
體重公斤 ✕ 30 = 一天要喝的水

_____ ✕ 30 = _____

我的體重 　　　　　　　　　　　　　　我一天要喝的水

第三步：我每天應該吃多少蛋白質？

根據衛福部國健署的建議，
每人每天必須攝取的蛋白質含量＝體重 ÷1
也就是每人每日蛋白質攝取量：每公斤體重需攝取 1 公克左右

_____ ÷ 1 = _____

我的體重 　　　　　　　　　　　　　　我每天要吃的蛋白質

第四步：我每天應該吃多少脂肪（脂質）？

每天活動量	體重過輕者 所需熱量	體重正常者 所需熱量	體重過重、肥胖者 所需熱量
輕度工作	35 大卡 × 目前體重（公斤）	30 大卡 × 目前體重（公斤）	20～25 大卡 × 目前體重（公斤）
中度工作	40 大卡 × 目前體重（公斤）	35 大卡 × 目前體重（公斤）	30 大卡 × 目前體重（公斤）
重度工作	45 大卡 × 目前體重（公斤）	40 大卡 × 目前體重（公斤）	35 大卡 × 目前體重（公斤）

$$\underline{\qquad\qquad} \times \underline{\qquad\qquad} \times 20\% \div 9\,\text{大卡}$$

我的體重　　　　**我的活動量**

$$= \underline{\qquad\qquad\qquad\qquad}$$

我每天攝取的脂質不宜超過此數值

第五步：了解每人每日基本攝取的營養數值

根據衛福部國健署的建議，
每人每日食用參考值：

建議每人每日食用不超過此
數值，再依照個人狀態的不
同去調整。

熱量	２０００大卡
蛋白質	６０公克
脂肪	６０公克
飽和脂肪	１８公克
碳水化合物	３００公克
鈉	２０００毫克

正常日

填上日期

_111_ 年 _1_ 月 _26_ 日　今天早上我的體重　量好體重　_46_ 公斤

今天是正常日！　今日168斷食，可進食時間　_12_ ： _00_ ～ _20_ ： _00_

早餐	重量	熱量	蛋白質	脂肪	飽和脂肪	反式脂肪	碳水化合物	糖	膳食纖維	鈉
以168斷食為基礎，吃低熱量早餐										

> 麥麥的可進食時間為中午 12 點～晚上 8 點，所以不用吃早餐！

> 假如會餓，麥麥會喝一杯無糖黑咖啡或是喝一杯無糖豆漿～

> 每日一杯無糖黑咖啡，可以幫助燃燒脂肪哦！

午餐	重量	熱量	蛋白質	脂肪	飽和脂肪	反式脂肪	碳水化合物	糖	膳食纖維	鈉
以211餐盤為基礎，攝取足夠的蛋白質，吃低碳水的午餐										
滴雞精鮭魚豆腐蒸蛋	300	285.8	33.6	15.4	3.2	0	3.2	0	1.2	699
醋溜薑絲黑木耳	280	191.1	3.7	5.5	0.8	0	31.7	3.7	17	1091

> 此道菜蛋白質含量有 33.6g，碳水只有 3.2g，是一道高蛋白質、低碳水的料理！

> 黑木耳的熱量很低，膳食纖維很高；富含膠質，可幫助腸道排出廢物！

晚餐	重量	熱量	蛋白質	脂肪	飽和脂肪	反式脂肪	碳水化合物	糖	膳食纖維	鈉
以211餐盤為基礎，吃低碳水的晚餐										
木鬚蛋什蔬	210	219.8	9.2	15	3.3	0	12	2.5	6	323

可以添加蒟蒻麵，增加飽足感卻不會增加熱量！

我今天偷吃了什麼點心？										

麥麥很乖，今天沒有偷吃點心，建議就算想吃小點心也要吃無糖的。

下午如果會餓可以吃滷蛋白丁、草莓、藍莓、牛蕃茄。

我今天偷喝了什麼飲料？										
錫蘭紅茶＋仙草（無糖）	500cc	19	0.9	0.1	0	0	3.7	4	0.4	71

今天有喝飲料，但是喝無糖的哦！

今日飲食總量				
飲水量合計	熱量合計	蛋白質合計	脂肪合計	碳水化合物合計
1500 c.c.	715.7 Kcal	47.4 公克	36 公克	50.6 公克

今天的飲食控管是否成功達標？　是 ☑　否 ☐

將今天的飲食總量，統計出總數值，飲水量要記得實行八杯水方式，才能開啟身體代謝引擎哦！偷吃的東西記得還是要適量以及掌握無糖原則。

輕斷食日 → 填上日期 ___111___ 年 ___1___ 月 ___27___ 日　今天早上我的體重 ___46___ 公斤　量好體重

今天是輕斷食！　今日168斷食，可進食時間　12：00 ～ 20：00

早餐	重量	熱量	蛋白質	脂肪	飽和脂肪	反式脂肪	碳水化合物	糖	膳食纖維	鈉
只能吃兩顆茶葉蛋的蛋白＋無糖豆漿										

麥麥的可進食時間為中午 12 點～晚上 8 點，所以不用吃早餐！

進食時段如果有包含早上，會建議吃茶葉蛋蛋白、滷蛋白丁，配上無糖豆漿或無糖咖啡哦！

午餐	重量	熱量	蛋白質	脂肪	飽和脂肪	反式脂肪	碳水化合物	糖	膳食纖維	鈉
只能吃蔬菜、豆腐、蒸蛋										
和風低脂小黃瓜嫩雞絲	380	236.6	25.6	6.2	1	0	19.6	4.2	3.4	572

此道菜蛋白質含量有 12.8g，滿滿的蔬菜量，建議輕斷食日可以吃雞肉熱量較低，配上沙拉增加飽足感！

下午如果會餓可以吃草莓、藍莓、牛蕃茄，但都還是要適量食用，少量多餐哦！

晚餐	重量	熱量	蛋白質	脂肪	飽和脂肪	反式脂肪	碳水化合物	糖	膳食纖維	鈉
可以吃"很多"蔬菜、豆製品										
滴雞精蝦仁美白菇生菜	250	80.5	13.6	0.5	0.1	0	5.4	2.2	1.5	643
蒟蒻麵	185	8.8	0	0	0	0	3	0	1.5	0

食量較大會建議加一包蒟蒻麵一起煮,增加飽足感,就不會覺得餓哦!

就算忍不住吃了點心和喝了飲料,也要挑選無糖的食用哦!	我今天不可以吃點心
	有做到 ☑　　沒做到 ☐
	我今天不可以喝飲料
	有做到 ☑　　沒做到 ☐

今日飲食總量				
飲水量合計	熱量不可以超過600大卡合計	蛋白質合計	脂肪合計	碳水化合物合計
1400 c.c.	325.9 Kcal	39.2 公克	6.7 公克	28 公克

今天的飲食控管是否成功達標? 是 ☑ 否 ☐

今天的熱量有控制在 600 大卡以內,但蛋白質的量不太夠,這時候就會建議可以吃一些無調味葵瓜子,每100 公克有 6.2 公克的蛋白質,但熱量有 158 公克,還是不能吃多,要斟酌食用。

休假日

今天是休假日！

_111_ 年 _1_ 月 _28_ 日　今天早上我的體重 _____46_____ 公斤

今日１６８斷食，可進食時間　_12_ ： _00_　～　_20_ ： _00_

早餐	重量	熱量	蛋白質	脂肪	飽和脂肪	反式脂肪	碳水化合物	糖	膳食纖維	鈉
以１６８斷食爲基礎，吃低熱量早餐										

麥麥的可進食時間爲中午 12 點～晚上 8 點，所以不用吃早餐！

進食時段如果有包含早上，會建議吃熱量較低的早餐，開心吃，但飲料還是會以無糖的爲主，且不吃油炸物。

午餐	重量	熱量	蛋白質	脂肪	飽和脂肪	反式脂肪	碳水化合物	糖	膳食纖維	鈉
以２１１餐盤爲基礎，今天可以吃想吃的午餐										
小碗的滷肉飯	200	666	21	18	6	0	102	6	0	1044
燙青菜－高麗菜（不加醬）	100	24	1.3	0.1	0	0	6	3.2	2.5	79
草莓	300	64	2	0.3	0	0	7.6	0	2	1

真的是開心吃，但還是遵守１６８斷食法的可進食時間吃東西，今天午餐吃了一碗滷肉飯，但搭配不加醬的燙青菜，飯後吃了 300 公克的草莓，就非常飽足了！

晚餐	重量	熱量	蛋白質	脂肪	飽和脂肪	反式脂肪	碳水化合物	糖	膳食纖維	鈉
以２１１餐盤爲基礎，今天可以吃想吃的晚餐										
小碗的大腸麵線	200	155	5	4	1	0	23	0	2	231

晚餐吃了小碗份量的大腸麵線，會盡量不喝湯汁，只吃料。

我今天吃了什麼點心？										
戚風蛋糕	60	191.8	4.4	10.2	2.2	0	20.6	10.5	0.2	37
我今天喝了什麼飲料？										

今天沒有喝飲料，但下午嘴饞的時候有吃了一塊1/8量的８吋戚風蛋糕，吃完覺得很開心～

今日飲食總量				
飲水量合計	熱量合計	蛋白質合計	脂肪合計	碳水化合物合計
1600 c.c.	1100.8 Kcal	33.7 公克	32.6 公克	159.2 公克
今天是休假日，熱量控管是否成功達標？　是 ☑　否 □				

今天是休假日，熱量還是要控制好，水也要多喝，開心吃想吃的東西，但都要適量即可。

___年___月___日　今天早上我的體重 _____公斤

今日１６８斷食，可進食時間　　　　：　　　～　　　：

早餐	重量	熱量	蛋白質	脂肪	飽和脂肪	反式脂肪	碳水化合物	糖	膳食纖維	鈉
只能吃兩顆茶葉蛋的蛋白＋無糖豆漿										

午餐	重量	熱量	蛋白質	脂肪	飽和脂肪	反式脂肪	碳水化合物	糖	膳食纖維	鈉
只能吃蔬菜、豆腐、蒸蛋										

晚餐	重量	熱量	蛋白質	脂肪	飽和脂肪	反式脂肪	碳水化合物	糖	膳食纖維	鈉
可以吃 " 很多 " 蔬菜、豆製品										

我今天不可以吃含糖的點心
有做到 ☐　　沒做到 ☐
我今天不可以喝含糖的飲料
有做到 ☐　　沒做到 ☐

今日飲食總量				
飲水量 合計	熱量 不可以超過 ６００大卡 合計	蛋白質 合計	脂肪 合計	碳水化合物 合計
c.c.	Kcal	公克	公克	公克
今天的飲食控管是否成功達標？　是 ☐　　否 ☐				

正常日	___年___月___日　今天早上我的體重 _____公斤

今日１６８斷食，可進食時間	：　　～　　：

早餐	重量	熱量	蛋白質	脂肪	飽和脂肪	反式脂肪	碳水化合物	糖	膳食纖維	鈉
以１６８斷食為基礎，吃低熱量早餐										

午餐	重量	熱量	蛋白質	脂肪	飽和脂肪	反式脂肪	碳水化合物	糖	膳食纖維	鈉
以２１１餐盤為基礎，攝取足夠的蛋白質，吃低碳水的午餐										

晚餐	重量	熱量	蛋白質	脂肪	飽和脂肪	反式脂肪	碳水化合物	糖	膳食纖維	鈉
以２１１餐盤爲基礎，吃低碳水的晚餐										

我今天偷吃了什麼點心？			

我今天偷喝了什麼飲料？			

今日飲食總量				
飲水量 合計	熱量 合計	蛋白質 合計	脂肪 合計	碳水化合物 合計
c.c.	Kcal	公克	公克	公克

今天的飲食控管是否成功達標？　是☐　否☐

| 正常日 | ___年___月___日　今天早上我的體重 _____公斤 |

| 今日１６８斷食，可進食時間　　　　　：　　　～　　　： |

早餐	重量	熱量	蛋白質	脂肪	飽和脂肪	反式脂肪	碳水化合物	糖	膳食纖維	鈉
以１６８斷食爲基礎，吃低熱量早餐										

午餐	重量	熱量	蛋白質	脂肪	飽和脂肪	反式脂肪	碳水化合物	糖	膳食纖維	鈉
以２１１餐盤爲基礎，攝取足夠的蛋白質，吃低碳水的午餐										

晚餐	重量	熱量	蛋白質	脂肪	飽和脂肪	反式脂肪	碳水化合物	糖	膳食纖維	鈉
以２１１餐盤為基礎，吃低碳水的晚餐										

我今天偷吃了什麼點心？										

我今天偷喝了什麼飲料？										

今日飲食總量				
飲水量合計	熱量合計	蛋白質合計	脂肪合計	碳水化合物合計
c.c.	Kcal	公克	公克	公克
今天的飲食控管是否成功達標？　是☐　否☐				

輕斷食日	___年___月___日　今天早上我的體重 _____公斤

今日１６８斷食，可進食時間　　　　：　　～　　：

早餐	重量	熱量	蛋白質	脂肪	飽和脂肪	反式脂肪	碳水化合物	糖	膳食纖維	鈉
只能吃兩顆茶葉蛋的蛋白＋無糖豆漿										

午餐	重量	熱量	蛋白質	脂肪	飽和脂肪	反式脂肪	碳水化合物	糖	膳食纖維	鈉
只能吃蔬菜、豆腐、蒸蛋										

晚餐	重量	熱量	蛋白質	脂肪	飽和脂肪	反式脂肪	碳水化合物	糖	膳食纖維	鈉
可以吃 " 很多 " 蔬菜、豆製品										

我今天不可以吃含糖的點心
有做到 ☐　　沒做到 ☐
我今天不可以喝含糖的飲料
有做到 ☐　　沒做到 ☐

今日飲食總量				
飲水量合計	熱量不可以超過600大卡合計	蛋白質合計	脂肪合計	碳水化合物合計
c.c.	Kcal	公克	公克	公克
今天的飲食控管是否成功達標？　是 ☐　否 ☐				

| 正常日 | ___年___月___日　今天早上我的體重 _____公斤 |

| 今日１６８斷食，可進食時間　　　　　　　：　　　～　　　： |

早餐	重量	熱量	蛋白質	脂肪	飽和脂肪	反式脂肪	碳水化合物	糖	膳食纖維	鈉
以１６８斷食爲基礎，吃低熱量早餐										

午餐	重量	熱量	蛋白質	脂肪	飽和脂肪	反式脂肪	碳水化合物	糖	膳食纖維	鈉
以２１１餐盤爲基礎，攝取足夠的蛋白質，吃低碳水的午餐										

晚餐	重量	熱量	蛋白質	脂肪	飽和脂肪	反式脂肪	碳水化合物	糖	膳食纖維	鈉
以２１１餐盤為基礎，吃低碳水的晚餐										

我今天偷吃了什麼點心？										

我今天偷喝了什麼飲料？										

今日飲食總量				
飲水量合計	熱量合計	蛋白質合計	脂肪合計	碳水化合物合計
c.c.	Kcal	公克	公克	公克
今天的飲食控管是否成功達標？ 是☐ 否☐				

正常日	___年___月___日　今天早上我的體重 _____公斤

今日１６８斷食，可進食時間　　　：　　　～　　　：

早餐	重量	熱量	蛋白質	脂肪	飽和脂肪	反式脂肪	碳水化合物	糖	膳食纖維	鈉
以１６８斷食爲基礎，吃低熱量早餐										

午餐	重量	熱量	蛋白質	脂肪	飽和脂肪	反式脂肪	碳水化合物	糖	膳食纖維	鈉
以２１１餐盤爲基礎，攝取足夠的蛋白質，吃低碳水的午餐										

晚餐	重量	熱量	蛋白質	脂肪	飽和脂肪	反式脂肪	碳水化合物	糖	膳食纖維	鈉
以２１１餐盤為基礎，吃低碳水的晚餐										

我今天偷吃了什麼點心？										

我今天偷喝了什麼飲料？										

今日飲食總量				
飲水量合計	熱量合計	蛋白質合計	脂肪合計	碳水化合物合計
c.c.	Kcal	公克	公克	公克
今天的飲食控管是否成功達標？　是☐　否☐				

　　　____年____月____日　今天早上我的體重 _____公斤

今日１６８斷食，可進食時間　　　　：　　　～　　　：

早餐	重量	熱量	蛋白質	脂肪	飽和脂肪	反式脂肪	碳水化合物	糖	膳食纖維	鈉
以１６８斷食爲基礎，吃低熱量早餐										

午餐	重量	熱量	蛋白質	脂肪	飽和脂肪	反式脂肪	碳水化合物	糖	膳食纖維	鈉
以２１１餐盤爲基礎，今天可以吃想吃的午餐										

晚餐	重量	熱量	蛋白質	脂肪	飽和脂肪	反式脂肪	碳水化合物	糖	膳食纖維	鈉
以211餐盤爲基礎，今天可以吃想吃的晚餐										

我今天吃了什麼點心？			

我今天喝了什麼飲料？			

今日飲食總量				
飲水量合計	熱量合計	蛋白質合計	脂肪合計	碳水化合物合計
c.c.	Kcal	公克	公克	公克

今天是休假日，熱量控管是否成功達標？ 是☐ 否☐

輕斷食日	___年___月___日　今天早上我的體重 _____公斤

今日１６８斷食，可進食時間　　　:　　　～　　　:

早餐	重量	熱量	蛋白質	脂肪	飽和脂肪	反式脂肪	碳水化合物	糖	膳食纖維	鈉
只能吃兩顆茶葉蛋的蛋白＋無糖豆漿										

午餐	重量	熱量	蛋白質	脂肪	飽和脂肪	反式脂肪	碳水化合物	糖	膳食纖維	鈉
只能吃蔬菜、豆腐、蒸蛋										

晚餐	重量	熱量	蛋白質	脂肪	飽和脂肪	反式脂肪	碳水化合物	糖	膳食纖維	鈉
可以吃 " 很多 " 蔬菜、豆製品										

我今天不可以吃含糖的點心
有做到☐　　沒做到☐
我今天不可以喝含糖的飲料
有做到☐　　沒做到☐

今日飲食總量				
飲水量合計	熱量不可以超過600大卡合計	蛋白質合計	脂肪合計	碳水化合物合計
c.c.	Kcal	公克	公克	公克
今天的飲食控管是否成功達標？　是☐　否☐				

＿＿年＿＿月＿＿日　今天早上我的體重 ＿＿＿＿＿公斤

今日１６８斷食，可進食時間　　　：　　　～　　　：

早餐	重量	熱量	蛋白質	脂肪	飽和脂肪	反式脂肪	碳水化合物	糖	膳食纖維	鈉
以１６８斷食爲基礎，吃低熱量早餐										

午餐	重量	熱量	蛋白質	脂肪	飽和脂肪	反式脂肪	碳水化合物	糖	膳食纖維	鈉
以２１１餐盤爲基礎，攝取足夠的蛋白質，吃低碳水的午餐										

晚餐	重量	熱量	蛋白質	脂肪	飽和脂肪	反式脂肪	碳水化合物	糖	膳食纖維	鈉
以211餐盤為基礎，吃低碳水的晚餐										

我今天偷吃了什麼點心？										
我今天偷喝了什麼飲料？										

今日飲食總量				
飲水量合計	熱量合計	蛋白質合計	脂肪合計	碳水化合物合計
c.c.	Kcal	公克	公克	公克
今天的飲食控管是否成功達標？　是☐　否☐				

正常日	＿＿年＿＿月＿＿日　今天早上我的體重 ＿＿＿＿＿＿＿ 公斤

今日１６８斷食，可進食時間　　　　　：　　　　～　　　　：

早餐	重量	熱量	蛋白質	脂肪	飽和脂肪	反式脂肪	碳水化合物	糖	膳食纖維	鈉
以１６８斷食爲基礎，吃低熱量早餐										

午餐	重量	熱量	蛋白質	脂肪	飽和脂肪	反式脂肪	碳水化合物	糖	膳食纖維	鈉
以２１１餐盤爲基礎，攝取足夠的蛋白質，吃低碳水的午餐										

晚餐	重量	熱量	蛋白質	脂肪	飽和脂肪	反式脂肪	碳水化合物	糖	膳食纖維	鈉
以２１１餐盤為基礎，吃低碳水的晚餐										

我今天偷吃了什麼點心？										

我今天偷喝了什麼飲料？										

今日飲食總量

飲水量合計	熱量合計	蛋白質合計	脂肪合計	碳水化合物合計
c.c.	Kcal	公克	公克	公克

今天的飲食控管是否成功達標？ 是☐ 否☐

輕斷食日	___年___月___日　今天早上我的體重 _____公斤

今日１６８斷食，可進食時間	：　　　～　　　：

早餐	重量	熱量	蛋白質	脂肪	飽和脂肪	反式脂肪	碳水化合物	糖	膳食纖維	鈉
只能吃兩顆茶葉蛋的蛋白＋無糖豆漿										

午餐	重量	熱量	蛋白質	脂肪	飽和脂肪	反式脂肪	碳水化合物	糖	膳食纖維	鈉
只能吃蔬菜、豆腐、蒸蛋										

晚餐	重量	熱量	蛋白質	脂肪	飽和脂肪	反式脂肪	碳水化合物	糖	膳食纖維	鈉
可以吃 " 很多 " 蔬菜、豆製品										

我今天不可以吃含糖的點心
有做到☐　　沒做到☐
我今天不可以喝含糖的飲料
有做到☐　　沒做到☐

今日飲食總量				
飲水量合計	熱量不可以超過600大卡合計	蛋白質合計	脂肪合計	碳水化合物合計
c.c.	Kcal	公克	公克	公克
今天的飲食控管是否成功達標？　是☐　否☐				

<table>
<thead>
<tr><th rowspan="2">正常日</th><th colspan="10">___年___月___日　今天早上我的體重 _____公斤</th></tr>
</thead>
</table>

正常日	___年___月___日　今天早上我的體重 _____公斤

今日１６８斷食，可進食時間　　　：　　　～　　　：

早餐	重量	熱量	蛋白質	脂肪	飽和脂肪	反式脂肪	碳水化合物	糖	膳食纖維	鈉
以１６８斷食爲基礎，吃低熱量早餐										

午餐	重量	熱量	蛋白質	脂肪	飽和脂肪	反式脂肪	碳水化合物	糖	膳食纖維	鈉
以２１１餐盤爲基礎，攝取足夠的蛋白質，吃低碳水的午餐										

晚餐	重量	熱量	蛋白質	脂肪	飽和脂肪	反式脂肪	碳水化合物	糖	膳食纖維	鈉
以211餐盤為基礎，吃低碳水的晚餐										

我今天偷吃了什麼點心？										
我今天偷喝了什麼飲料？										

今日飲食總量				
飲水量合計	熱量合計	蛋白質合計	脂肪合計	碳水化合物合計
c.c.	Kcal	公克	公克	公克
今天的飲食控管是否成功達標？　是☐　否☐				

| 正常日 | ___年___月___日　今天早上我的體重 _____公斤 |

今日168斷食，可進食時間 　　　：　　　～　　　：

早餐	重量	熱量	蛋白質	脂肪	飽和脂肪	反式脂肪	碳水化合物	糖	膳食纖維	鈉
以168斷食為基礎，吃低熱量早餐										

午餐	重量	熱量	蛋白質	脂肪	飽和脂肪	反式脂肪	碳水化合物	糖	膳食纖維	鈉
以211餐盤為基礎，攝取足夠的蛋白質，吃低碳水的午餐										

晚餐	重量	熱量	蛋白質	脂肪	飽和脂肪	反式脂肪	碳水化合物	糖	膳食纖維	鈉
以２１１餐盤爲基礎，吃低碳水的晚餐										

我今天偷吃了什麼點心？										
我今天偷喝了什麼飲料？										

今日飲食總量				
飲水量合計	熱量合計	蛋白質合計	脂肪合計	碳水化合物合計
c.c.	Kcal	公克	公克	公克

今天的飲食控管是否成功達標？　是□　否□

| 休假日 | ___年___月___日　今天早上我的體重 _____公斤 |

| 今日１６８斷食，可進食時間　　　：　　　～　　　： |

早餐	重量	熱量	蛋白質	脂肪	飽和脂肪	反式脂肪	碳水化合物	糖	膳食纖維	鈉
以１６８斷食爲基礎，吃低熱量早餐										

午餐	重量	熱量	蛋白質	脂肪	飽和脂肪	反式脂肪	碳水化合物	糖	膳食纖維	鈉
以２１１餐盤爲基礎，今天可以吃想吃的午餐										

晚餐	重量	熱量	蛋白質	脂肪	飽和脂肪	反式脂肪	碳水化合物	糖	膳食纖維	鈉
以２１１餐盤為基礎，今天可以吃想吃的晚餐										

我今天吃了什麼點心？										
我今天喝了什麼飲料？										

今日飲食總量				
飲水量合計	熱量合計	蛋白質合計	脂肪合計	碳水化合物合計
c.c.	Kcal	公克	公克	公克

今天是休假日，熱量控管是否成功達標？　是☐　否☐

輕斷食日   ___年___月___日　今天早上我的體重 _____公斤

今日１６８斷食，可進食時間 　　　:　　　～　　　:

早餐	重量	熱量	蛋白質	脂肪	飽和脂肪	反式脂肪	碳水化合物	糖	膳食纖維	鈉
只能吃兩顆茶葉蛋的蛋白＋無糖豆漿										

午餐	重量	熱量	蛋白質	脂肪	飽和脂肪	反式脂肪	碳水化合物	糖	膳食纖維	鈉
只能吃蔬菜、豆腐、蒸蛋										

晚餐	重量	熱量	蛋白質	脂肪	飽和脂肪	反式脂肪	碳水化合物	糖	膳食纖維	鈉
可以吃 " 很多 " 蔬菜、豆製品										

我今天不可以吃含糖的點心
有做到☐　　沒做到☐
我今天不可以喝含糖的飲料
有做到☐　　沒做到☐

今日飲食總量				
飲水量 合計	熱量 不可以超過 ６００大卡 合計	蛋白質 合計	脂肪 合計	碳水化合物 合計
c.c.	Kcal	公克	公克	公克
今天的飲食控管是否成功達標？　是☐　否☐				

正常日	___年___月___日　今天早上我的體重 _____公斤

今日１６８斷食，可進食時間　　　　：　　　～　　　：

早餐	重量	熱量	蛋白質	脂肪	飽和脂肪	反式脂肪	碳水化合物	糖	膳食纖維	鈉
以１６８斷食爲基礎，吃低熱量早餐										

午餐	重量	熱量	蛋白質	脂肪	飽和脂肪	反式脂肪	碳水化合物	糖	膳食纖維	鈉
以２１１餐盤爲基礎，攝取足夠的蛋白質，吃低碳水的午餐										

晚餐	重量	熱量	蛋白質	脂肪	飽和脂肪	反式脂肪	碳水化合物	糖	膳食纖維	鈉
以211餐盤爲基礎，吃低碳水的晚餐										

我今天偷吃了什麼點心？										

我今天偷喝了什麼飲料？										

今日飲食總量				
飲水量合計	熱量合計	蛋白質合計	脂肪合計	碳水化合物合計
c.c.	Kcal	公克	公克	公克
今天的飲食控管是否成功達標？　是☐　否☐				

正常日	＿＿年＿＿月＿＿日　今天早上我的體重 ＿＿＿＿＿＿公斤

今日１６８斷食，可進食時間　　　　：　　　～　　　：

早餐	重量	熱量	蛋白質	脂肪	飽和脂肪	反式脂肪	碳水化合物	糖	膳食纖維	鈉
以１６８斷食爲基礎，吃低熱量早餐										

午餐	重量	熱量	蛋白質	脂肪	飽和脂肪	反式脂肪	碳水化合物	糖	膳食纖維	鈉
以２１１餐盤爲基礎，攝取足夠的蛋白質，吃低碳水的午餐										

晚餐	重量	熱量	蛋白質	脂肪	飽和脂肪	反式脂肪	碳水化合物	糖	膳食纖維	鈉
以２１１餐盤爲基礎，吃低碳水的晚餐										

我今天偷吃了什麼點心？			
我今天偷喝了什麼飲料？			

今日飲食總量				
飲水量合計	熱量合計	蛋白質合計	脂肪合計	碳水化合物合計
c.c.	Kcal	公克	公克	公克
今天的飲食控管是否成功達標？　是☐　否☐				

| 輕斷食日 | ＿＿年＿＿月＿＿日　今天早上我的體重 ＿＿＿＿＿＿公斤 |

今日１６８斷食，可進食時間　　　：　　　～　　　：

早餐	重量	熱量	蛋白質	脂肪	飽和脂肪	反式脂肪	碳水化合物	糖	膳食纖維	鈉
只能吃兩顆茶葉蛋的蛋白＋無糖豆漿										

午餐	重量	熱量	蛋白質	脂肪	飽和脂肪	反式脂肪	碳水化合物	糖	膳食纖維	鈉
只能吃蔬菜、豆腐、蒸蛋										

晚餐	重量	熱量	蛋白質	脂肪	飽和脂肪	反式脂肪	碳水化合物	糖	膳食纖維	鈉
可以吃 " 很多 " 蔬菜、豆製品										

我今天不可以吃含糖的點心
有做到 ☐　　沒做到 ☐
我今天不可以喝含糖的飲料
有做到 ☐　　沒做到 ☐

今日飲食總量				
飲水量 合計	熱量 不可以超過 ６００大卡 合計	蛋白質 合計	脂肪 合計	碳水化合物 合計
c.c.	Kcal	公克	公克	公克
今天的飲食控管是否成功達標？　是 ☐　　否 ☐				

正常日	＿＿年＿＿月＿＿日　今天早上我的體重＿＿＿＿＿公斤

今日１６８斷食，可進食時間	： ～ ：

早餐	重量	熱量	蛋白質	脂肪	飽和脂肪	反式脂肪	碳水化合物	糖	膳食纖維	鈉
以１６８斷食為基礎，吃低熱量早餐										

午餐	重量	熱量	蛋白質	脂肪	飽和脂肪	反式脂肪	碳水化合物	糖	膳食纖維	鈉
以２１１餐盤為基礎，攝取足夠的蛋白質，吃低碳水的午餐										

晚餐	重量	熱量	蛋白質	脂肪	飽和脂肪	反式脂肪	碳水化合物	糖	膳食纖維	鈉
以211餐盤爲基礎，吃低碳水的晚餐										

我今天偷吃了什麼點心？				

我今天偷喝了什麼飲料？				

今日飲食總量				
飲水量 合計	熱量 合計	蛋白質 合計	脂肪 合計	碳水化合物 合計
c.c.	Kcal	公克	公克	公克
今天的飲食控管是否成功達標？　是☐　否☐				

| 正常日 | ___年___月___日　今天早上我的體重 _____公斤 |

今日１６８斷食，可進食時間　　　：　～　　：

早餐	重量	熱量	蛋白質	脂肪	飽和脂肪	反式脂肪	碳水化合物	糖	膳食纖維	鈉
以１６８斷食爲基礎，吃低熱量早餐										

午餐	重量	熱量	蛋白質	脂肪	飽和脂肪	反式脂肪	碳水化合物	糖	膳食纖維	鈉
以２１１餐盤爲基礎，攝取足夠的蛋白質，吃低碳水的午餐										

晚餐	重量	熱量	蛋白質	脂肪	飽和脂肪	反式脂肪	碳水化合物	糖	膳食纖維	鈉
以２１１餐盤爲基礎，吃低碳水的晚餐										

我今天偷吃了什麼點心？			

我今天偷喝了什麼飲料？			

今日飲食總量				
飲水量合計	熱量合計	蛋白質合計	脂肪合計	碳水化合物合計
c.c.	Kcal	公克	公克	公克

今天的飲食控管是否成功達標？　是☐　否☐

休假日	___年___月___日　今天早上我的體重 _____公斤

今日１６８斷食，可進食時間 　　　：　　　～　　　：

早餐	重量	熱量	蛋白質	脂肪	飽和脂肪	反式脂肪	碳水化合物	糖	膳食纖維	鈉
以１６８斷食爲基礎，吃低熱量早餐										

午餐	重量	熱量	蛋白質	脂肪	飽和脂肪	反式脂肪	碳水化合物	糖	膳食纖維	鈉
以２１１餐盤爲基礎，今天可以吃想吃的午餐										

晚餐	重量	熱量	蛋白質	脂肪	飽和脂肪	反式脂肪	碳水化合物	糖	膳食纖維	鈉
以２１１餐盤爲基礎，今天可以吃想吃的晚餐										

我今天吃了什麼點心？										
我今天喝了什麼飲料？										

今日飲食總量				
飲水量合計	熱量合計	蛋白質合計	脂肪合計	碳水化合物合計
c.c.	Kcal	公克	公克	公克
今天是休假日，熱量控管是否成功達標？　是☐　否☐				

輕斷食日	___年___月___日　今天早上我的體重 _____公斤

今日１６８斷食，可進食時間　　　　：　　　～　　　：

早餐	重量	熱量	蛋白質	脂肪	飽和脂肪	反式脂肪	碳水化合物	糖	膳食纖維	鈉
只能吃兩顆茶葉蛋的蛋白＋無糖豆漿										

午餐	重量	熱量	蛋白質	脂肪	飽和脂肪	反式脂肪	碳水化合物	糖	膳食纖維	鈉
只能吃蔬菜、豆腐、蒸蛋										

晚餐	重量	熱量	蛋白質	脂肪	飽和脂肪	反式脂肪	碳水化合物	糖	膳食纖維	鈉
可以吃 " 很多 " 蔬菜、豆製品										

我今天不可以吃含糖的點心
有做到☐　　沒做到☐
我今天不可以喝含糖的飲料
有做到☐　　沒做到☐

今日飲食總量				
飲水量 合計	熱量 不可以超過 ６００大卡 合計	蛋白質 合計	脂肪 合計	碳水化合物 合計
c.c.	Kcal	公克	公克	公克
今天的飲食控管是否成功達標？　是☐　否☐				

正常日	＿＿年＿＿月＿＿日　今天早上我的體重 ＿＿＿＿＿＿公斤

今日１６８斷食，可進食時間　　　　：　　　～　　　：

早餐	重量	熱量	蛋白質	脂肪	飽和脂肪	反式脂肪	碳水化合物	糖	膳食纖維	鈉
以１６８斷食爲基礎，吃低熱量早餐										

午餐	重量	熱量	蛋白質	脂肪	飽和脂肪	反式脂肪	碳水化合物	糖	膳食纖維	鈉
以２１１餐盤爲基礎，攝取足夠的蛋白質，吃低碳水的午餐										

晚餐	重量	熱量	蛋白質	脂肪	飽和脂肪	反式脂肪	碳水化合物	糖	膳食纖維	鈉
以２１１餐盤爲基礎，吃低碳水的晚餐										

我今天偷吃了什麼點心？			

我今天偷喝了什麼飲料？			

今日飲食總量				
飲水量合計	熱量合計	蛋白質合計	脂肪合計	碳水化合物合計
c.c.	Kcal	公克	公克	公克

今天的飲食控管是否成功達標？　是☐　否☐

____年____月____日　今天早上我的體重 _____公斤

今日１６８斷食，可進食時間　　　　：　　　～　　　　：

早餐	重量	熱量	蛋白質	脂肪	飽和脂肪	反式脂肪	碳水化合物	糖	膳食纖維	鈉
以１６８斷食為基礎，吃低熱量早餐										

午餐	重量	熱量	蛋白質	脂肪	飽和脂肪	反式脂肪	碳水化合物	糖	膳食纖維	鈉
以２１１餐盤為基礎，攝取足夠的蛋白質，吃低碳水的午餐										

晚餐	重量	熱量	蛋白質	脂肪	飽和脂肪	反式脂肪	碳水化合物	糖	膳食纖維	鈉
以２１１餐盤爲基礎，吃低碳水的晚餐										

我今天偷吃了什麼點心？										
我今天偷喝了什麼飲料？										

今日飲食總量				
飲水量 合計	熱量 合計	蛋白質 合計	脂肪 合計	碳水化合物 合計
c.c.	Kcal	公克	公克	公克
今天的飲食控管是否成功達標？　是☐　否☐				

| 輕斷食日 | ___年___月___日　今天早上我的體重 _____公斤 |

| 今日１６８斷食，可進食時間　　　　:　　　～　　　: |

早餐	重量	熱量	蛋白質	脂肪	飽和脂肪	反式脂肪	碳水化合物	糖	膳食纖維	鈉
只能吃兩顆茶葉蛋的蛋白＋無糖豆漿										

午餐	重量	熱量	蛋白質	脂肪	飽和脂肪	反式脂肪	碳水化合物	糖	膳食纖維	鈉
只能吃蔬菜、豆腐、蒸蛋										

晚餐	重量	熱量	蛋白質	脂肪	飽和脂肪	反式脂肪	碳水化合物	糖	膳食纖維	鈉
可以吃 " 很多 " 蔬菜、豆製品										

我今天不可以吃含糖的點心
有做到 ☐　　沒做到 ☐
我今天不可以喝含糖的飲料
有做到 ☐　　沒做到 ☐

今日飲食總量				
飲水量 合計	熱量 不可以超過 ６００大卡 合計	蛋白質 合計	脂肪 合計	碳水化合物 合計
c.c.	Kcal	公克	公克	公克
今天的飲食控管是否成功達標？　是☐　否☐				

| 正常日 | ___年___月___日　今天早上我的體重 _____公斤 |

今日１６８斷食，可進食時間　　　　：　　～　　：

早餐	重量	熱量	蛋白質	脂肪	飽和脂肪	反式脂肪	碳水化合物	糖	膳食纖維	鈉
以１６８斷食爲基礎，吃低熱量早餐										

午餐	重量	熱量	蛋白質	脂肪	飽和脂肪	反式脂肪	碳水化合物	糖	膳食纖維	鈉
以２１１餐盤爲基礎，攝取足夠的蛋白質，吃低碳水的午餐										

晚餐	重量	熱量	蛋白質	脂肪	飽和脂肪	反式脂肪	碳水化合物	糖	膳食纖維	鈉
以２１１餐盤爲基礎，吃低碳水的晚餐										

我今天偷吃了什麼點心？										

我今天偷喝了什麼飲料？										

今日飲食總量				
飲水量合計	熱量合計	蛋白質合計	脂肪合計	碳水化合物合計
c.c.	Kcal	公克	公克	公克
今天的飲食控管是否成功達標？　是☐　否☐				

| 正常日 | ___年___月___日　今天早上我的體重 _____公斤 |

今日１６８斷食，可進食時間　　　　　：　　　～　　　：

早餐	重量	熱量	蛋白質	脂肪	飽和脂肪	反式脂肪	碳水化合物	糖	膳食纖維	鈉
以１６８斷食為基礎，吃低熱量早餐										

午餐	重量	熱量	蛋白質	脂肪	飽和脂肪	反式脂肪	碳水化合物	糖	膳食纖維	鈉
以２１１餐盤為基礎，攝取足夠的蛋白質，吃低碳水的午餐										

晚餐	重量	熱量	蛋白質	脂肪	飽和脂肪	反式脂肪	碳水化合物	糖	膳食纖維	鈉
以211餐盤爲基礎，吃低碳水的晚餐										

我今天偷吃了什麼點心？										
我今天偷喝了什麼飲料？										

今日飲食總量				
飲水量合計	熱量合計	蛋白質合計	脂肪合計	碳水化合物合計
c.c.	Kcal	公克	公克	公克

今天的飲食控管是否成功達標？ 是☐ 否☐

休假日 ___年___月___日　今天早上我的體重 _____公斤

今日１６８斷食，可進食時間　　　：　　　～　　　：

早餐	重量	熱量	蛋白質	脂肪	飽和脂肪	反式脂肪	碳水化合物	糖	膳食纖維	鈉
以１６８斷食爲基礎，吃低熱量早餐										

午餐	重量	熱量	蛋白質	脂肪	飽和脂肪	反式脂肪	碳水化合物	糖	膳食纖維	鈉
以２１１餐盤爲基礎，今天可以吃想吃的午餐										

晚餐	重量	熱量	蛋白質	脂肪	飽和脂肪	反式脂肪	碳水化合物	糖	膳食纖維	鈉
以211餐盤爲基礎，今天可以吃想吃的晚餐										

我今天吃了什麼點心？				

我今天喝了什麼飲料？				

今日飲食總量				
飲水量合計	熱量合計	蛋白質合計	脂肪合計	碳水化合物合計
c.c.	Kcal	公克	公克	公克
今天是休假日，熱量控管是否成功達標？　是☐　否☐				

輕斷食日	___年___月___日　今天早上我的體重 _____公斤

今日１６８斷食，可進食時間　　　：　　　～　　　：

早餐	重量	熱量	蛋白質	脂肪	飽和脂肪	反式脂肪	碳水化合物	糖	膳食纖維	鈉
只能吃兩顆茶葉蛋的蛋白＋無糖豆漿										

午餐	重量	熱量	蛋白質	脂肪	飽和脂肪	反式脂肪	碳水化合物	糖	膳食纖維	鈉
只能吃蔬菜、豆腐、蒸蛋										

晚餐	重量	熱量	蛋白質	脂肪	飽和脂肪	反式脂肪	碳水化合物	糖	膳食纖維	鈉
可以吃 " 很多 " 蔬菜、豆製品										

我今天不可以吃含糖的點心
有做到 ☐　　沒做到 ☐
我今天不可以喝含糖的飲料
有做到 ☐　　沒做到 ☐

今日飲食總量				
飲水量合計	熱量不可以超過600大卡合計	蛋白質合計	脂肪合計	碳水化合物合計
c.c.	Kcal	公克	公克	公克
今天的飲食控管是否成功達標？　是 ☐　　否 ☐				

121

正常日	＿＿年＿＿月＿＿日　今天早上我的體重 ＿＿＿＿＿＿公斤

今日１６８斷食，可進食時間　　　　：　　　～　　　：

早餐	重量	熱量	蛋白質	脂肪	飽和脂肪	反式脂肪	碳水化合物	糖	膳食纖維	鈉
以１６８斷食為基礎，吃低熱量早餐										

午餐	重量	熱量	蛋白質	脂肪	飽和脂肪	反式脂肪	碳水化合物	糖	膳食纖維	鈉
以２１１餐盤為基礎，攝取足夠的蛋白質，吃低碳水的午餐										

晚餐	重量	熱量	蛋白質	脂肪	飽和脂肪	反式脂肪	碳水化合物	糖	膳食纖維	鈉
以211餐盤爲基礎，吃低碳水的晚餐										

我今天偷吃了什麼點心？										

我今天偷喝了什麼飲料？										

今日飲食總量				
飲水量合計	熱量合計	蛋白質合計	脂肪合計	碳水化合物合計
c.c.	Kcal	公克	公克	公克

今天的飲食控管是否成功達標？　是□　否□

PART FOUR

飲食控管成果

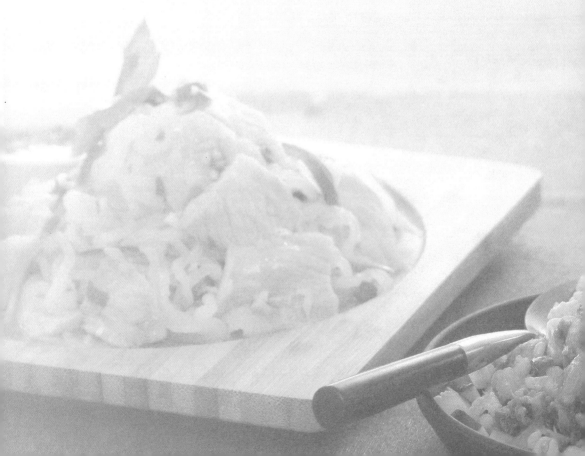

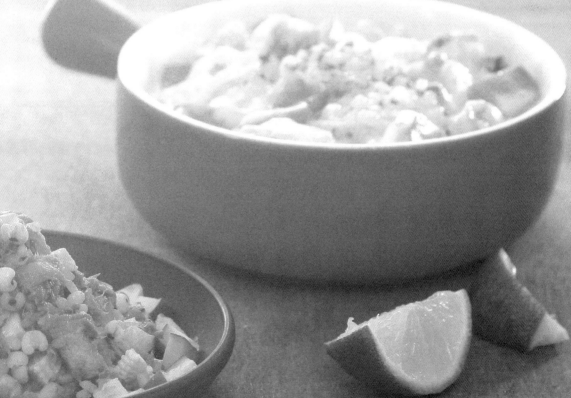

04

立志瘦身日的三大指數

立志瘦身日體重 ＿＿＿＿＿＿＿＿＿＿ 公斤

立志瘦身日的【BMI 值】

立志瘦身日體重＿＿＿＿＿＿＿ 公斤

÷（身高＿＿＿＿＿公尺× 身高＿＿＿＿＿公尺 ）

＝立志瘦身日 BMI 數字 ＿＿＿＿＿ 理想□ 肥胖□

立志瘦身日的【體脂率】

我是男生□女生□，BMI 值 ＿＿＿＿＿，＿＿＿＿＿ 歲
（男性＝ 1，女性＝ 0）

＝ 1.2×BMI 值＿＿＿＿＿ ＋ 0.23× 年齡＿＿＿＿＿

－ 5.4 － 10.8× 性別＿＿＿＿＿

＝立志瘦身日體脂率 ＿＿＿＿＿＿＿＿＿

黃金關鍵３０天　飲食控管後成果

飲食控管後的體重 ＿＿＿＿＿＿＿＿＿＿＿＿ 公斤

飲食控管後的【BMI 值】

飲食控管後的體重 ＿＿＿＿＿＿ 公斤

÷（身高 ＿＿＿＿＿ 公尺 × 身高 ＿＿＿＿＿ 公尺）

＝飲食控管後的 BMI 數字 ＿＿＿＿＿ 理想□　肥胖□

飲食控管後的【體脂率】

我是　男生□女生□，BMI 值 ＿＿＿＿＿ ，＿＿＿＿＿ 歲
（男性＝１，女性＝０）

＝ 1.2×BMI 值 ＿＿＿＿＿ ＋ 0.23× 年齡 ＿＿＿＿＿

－ 5.4 － 10.8× 性別 ＿＿＿＿＿

＝飲食控管後的體脂率 ＿＿＿＿＿＿＿＿＿＿

恭喜你成功減重 ＿＿＿＿ 公斤！體重是否達標？　是□　否□
開始進行下一輪～黃金關鍵３０天飲食控制！LET'S GO！

烘焙女王的瘦身日記

黃金關鍵 30 天

Baking Queen's Slimming Diary

作　　者	麥田金
總 編 輯	薛永年
美術總監	馬慧琪
文字編輯	董書宜、黃頌哲
美術編輯	董書宜
攝　　影	蕭德洪

出 版 者　優品文化事業有限公司

電話 (02)8521-2523 ／ 傳真 (02)8521-6206

信箱 8521service@gmail.com (如任何疑問請聯絡此信箱洽詢)

官網 http://www.8521book.com.tw

粉專 http://www.facebook.com/8521book/

上優好書網　　FB 粉絲專頁　　LINE　　　　Youtube
　　　　　　　　　　　　　　　官方帳號　　　頻道

印　　刷	鴻嘉彩藝印刷股份有限公司
業務副總	林啟瑞 電話 0988-558-575
總 經 銷	大和書報圖書股份有限公司

電話 (02)8990-2588 ／ 傳真 (02)2299-7900

地址 新北市新莊區五工五路 2 號

網路書店	博客來網路書店 www.books.com.tw
出版日期	2022 年 2 月一版一刷
	2022 年 2 月一版二刷
定　　價	180 元